KB161312

35

서른다섯,
내 몸부터 챙깁시다

한의사 최혜미의 내 몸 돌봄 수업

35 서른다섯, 내 몸부터 챙깁시다

글·그림 최혜미

푸른숲

일러두기

○ 이 책에 등장하는 인물은 모두 가명으로 표기했다.
○ 이 책에서 사용한 의학 용어는 〈표준국어대사전〉과 〈대한한의학회 표준한의학용어집 2.0〉을
  기초로 했다.

내 몸의 불편함, 외면하지 말고 돌봐주세요

제가 일하는 한의원에는 월경통을 호소하는 20대 여성들이 종종 찾아옵니다. 스물여섯 살의 지은 씨는 오랫동안 월경통을 겪었습니다. 특히 첫째 날과 둘째 날은 진통제에 의존하지 않으면 일상생활조차 몹시 힘겨웠습니다. 한 주기에 진통제를 평균 10개나 먹었는데 그렇게 많은 양의 진통제를 계속 먹어도 될까 싶어 불안했다고 합니다. 더러는 진통제로도 통증이 가라앉지 않았고 그런 날이 갈수록 점차 늘어나 괴로웠답니다. 산부인과 진료까지 받았지만 그 원인을 찾지 못해 피임약을 먹거나 더 강한 진통제를 처방받아 복용하기도 했지요. 그러나 효과는 그때뿐이었고 이대로는 안 되겠다는 생각이 들어 다른 방법을 찾다가 저를 찾아왔습니다.

스물네 살 연주 씨, 스물일곱 살 정민 씨, 스물한 살 혜진 씨도 모두 비슷한 경우입니다. 연주 씨는 대학에 들어가면서

부터 갑자기 월경통이 심해졌습니다. 지은 씨의 소개를 받아 한의원을 찾아온 정민 씨는 고등학생 때 심하던 월경통이 대학생 때 나아졌다가 일을 시작하면서 더 심해졌답니다. 어머니와 함께 내원한 혜진 씨는 고등학생 시절부터 내내 심한 통증에 시달렸고 너무 아파 응급실에 실려 가기도 했습니다.

이들이 통증에 대응하는 과정은 대개 비슷했습니다. 진통제로 버티다가 점차 복용하는 양이 늘어나고 그 진통제마저 효과가 떨어지면서 '이대로는 안 되겠다' 싶어 다른 방법을 찾아 나서는 것이지요. 서로 전혀 관계가 없는 여러 환자의 사연이 마치 복사해서 붙여넣기를 반복한 듯 닮아 있습니다.

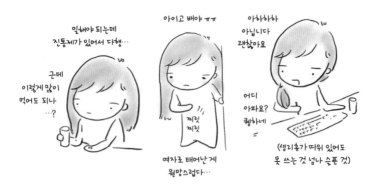

⇨ 진통제에 의존하는 인생이란. 참는 것만이 답은 아닐 겁니다.

한의학을 공부하기 전까지 저도 그들 중 하나였습니다. 일찌감치 월경통이 심한 언니들을 보아온 터라 제게 찾아온 월경통을 집안 내력이려니 했고 월경전증후군이란 것은 아예 이름조차 몰랐지요. 한 달의 절반은 컨디션이 나쁜 상태로 지내고 주기마다 진통제를 한 통씩 먹으면서도 스스로 '이 정도면 건강하다'고 생각할 만큼 무지했습니다. 그 모든 불편은 여자라면 응당 견뎌야 하는 것이라고 여겼습니다. 언니들이나 제 친구들도 모두 그렇게 생각했고 주위에 문제의 심각성에 대해 걱정하거나 치료를 권한 어른은 아무도 없었습니다.

결혼하고 나서 임신 전 검진을 위해 산부인과를 찾았다가 자궁근종을 여러 개 발견했습니다. 수술로 제거해야 할 정도로 근종이 커져버린 뒤였습니다. 스스로 건강하다 믿었던 제 오만함이 무너진 순간이었죠. 왜 더 일찍 검진을 받지 않았을까? 왜 진작 월경을 둘러싼 여러 불편한 증상을 돌아보지 않았을까? 그 뒤 근종 수술과 검진을 위해 병원을 숱하게 드나들면서 내 몸에 무지했던 대가를 치르는 것만 같았습니다.

한의학 공부를 시작하고부터 저는 자궁과 난소가 임신과

출산만을 위해 존재하는 기관이라는 생각에서 벗어났습니다. 난소는 매 순간 내 몸에 엄청난 영향을 미치는 여성호르몬을 분비하고 자궁은 호르몬의 신호에 따라 월경을 일으킵니다. 그렇게 매달 맞이하는 월경은 여자 삶의 일부지요. 그럼에도 불구하고 산부인과에 찾아가기까지 시간이 걸린 이유는 아마 산부인과는 임신한 여자가 가는 곳이라는 인식과 비혼 여성이 산부인과에 가는 것을 바라보는 시선이 불편해서였을 겁니다.

월경통으로 저를 찾아온 지은 씨와 연주 씨, 정민 씨, 혜진 씨는 제 20대 때를 떠올리게 했습니다. 지금은 그때보다 사회 인식이 좋아졌고 그들은 저보다 똑똑합니다. 적어도 산부인과 검진을 받고 치료를 받으러 한의원에 찾아온 걸 보면 말이지요. 그러나 여전히 무심한 부분이 있습니다. 상담과 치료를 할 때 늘 "월경통은 통증이 없을 때도 꾸준히 치료해야 해요"라고 말하지만, 대부분 통증이 가장 심한 날에 왔다가 통증이 가라앉으면 그다음 월경까지 오지 않습니다. 아프지 않을 때는 잊어버리거든요.

안타까운 마음에 저는 그들에게 그 시절의 제게 해주고 싶은 잔소리를 늘어놓습니다. 견디기 힘들 정도로 아픈데 모른 척 내버려두는 건 내 몸이 보내는 SOS 신호를 무시하는 일이다. 월경통은 어쩔 수 없는 게 아니고 치료할 수 있는 질환이다. 월경통 치료를 위해 노력해야 하는 이유는 엄마가 걱정하거나 월경휴가를 받기 힘들어서 혹은 임신과 출산을 위해서가 아니다. 월경통 때문에 꼬박꼬박 고통받는 날이 이어지면서 삶의 질이 떨어지는 걸 막기 위해서다. 마땅히 치료를 위해 시간과 노력을 투자할 가치가 있다 등이죠.

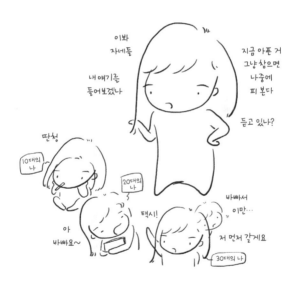

⇨ 그때 알았으면 좋았을 이야기를 들려주고 싶었습니다.

서문

사소한 불편함이 일상을 망가뜨립니다

이 책은 다음카카오 브런치에 '요즘 여자 건강 백서'란 이름으로 연재한 글을 새로 정리한 것입니다. 여자의 건강을 주제로 글을 써야겠다고 마음먹었을 때 저는 서른다섯 살이 막 넘은 뒤였지만 제가 설정한 독자 역시 뭘 몰랐던 과거의 저 자신이었습니다. 건강한 몸보다 예쁜 몸에 더 관심이 많았던 스물한 살의 저, 월경이나 배란을 별로 궁금해 하지 않던 스물네 살의 저, 산부인과에 가는 걸 부끄러워하던 스물일곱 살의 저, 월경 전 꼬박 하루를 끙끙 앓으면서도 이번만 지나면 한 달 동안 괜찮다고 위로하던 서른 살의 헛똑똑이 저 말입니다. 그때 알았다면 좋았을 이야기, 어리고 서툴던 제게 아무도 해주지 않던 이야기를 지금 그것을 필요로 하는 누군가에게 들려주고 싶었습니다.

연재에 앞서 여자로 살면서 스스로 겪은 일과 진료하며 관찰한 여러 연령대의 여자 몸 상태를 먼저 정리했습니다. 어떤 것은 질환(자궁근종, 월경전증후군)이고 어떤 것은 단순한 증상의 일부(부종, 수족냉증)며 또 어떤 것은 여자로 살면서 한 번쯤 겪을지도 모르는 이벤트(자궁절제, 임신과 출산)입니다.

여자의 생애주기를 통틀어 가장 흔하게 일어나는 일들입니다. 그래서 여자들이 이 글을 차례로 읽으며 자신이 겪어온 사소한 불편함을 무시하지 말고 한 번 더 돌아보기를 바랐습니다. 삶의 질은 무시무시한 질병보다 일상에 파고든 흔한 질환과 증상으로 더 쉽게 손상된다는 것을 잊지 않았으면 했지요.

월경전증후군으로 연재를 시작한 이유도 같은 맥락이었습니다. 월경전증후군 관련 글은 연재를 통틀어 가장 많은 사람이 조회했고 두 번째로 많이 공유되었지요. 카카오페이지에 올라온 월경전증후군 글 아래 수백 개 댓글이 달리기도 했습니다. 댓글의 절반은 "이거 내 얘기야!"였습니다. 나머지 절반은 "내게는 이런 증상도 있어요"라는 고백과 "이런 증상은 왜 그런 걸까요?" 하는 궁금증을 드러내는 것이었고요. 생각보다 더 많은 이들이 저와 같은 증상으로 괴로워하고 있음을 그 댓글 창을 보고 알았습니다.

댓글 창이 가장 시끄러웠던 주제는 자궁절제 관련 글이었습니다. 그중에는 격하게 공감을 표한 댓글도 많았지만 악플도 꽤 있었지요. 생존보다 자궁이 중요하느냐는 비아냥거림을 비롯해 남성의 거세와 여성의 자궁·난소 절제를 비교

하는 것이 말이 되느냐는 비난도 있었습니다. 논란을 각오한 주제였음에도 날선 댓글에 뭐라고 답변을 달아야 할지 밤새 고민하기도 했습니다. 그런데 악플에 가까운 댓글에 다른 독자가 반박 댓글을 달고 그 반박 글에 공감하며 제 글을 지지하는 댓글이 다시 달리면서 댓글 수가 점차 늘어났습니다. 나중에는 제가 나설 필요가 없었지요. 오히려 제 생각에 공감하는 사람들과 정서적 연대를 느끼게 되었습니다.

그 작지만 단단한 공감대가 일주일에 한 번 돌아오는 마감일을 지키게 한 동력이었습니다. 내 몸을 어떻게 들여다보고 아껴야 하는지 방법을 모르던 여자들이 그 방법을 알려주려 애쓰는 제 글에 클릭으로 응원을 보내는 것이 느껴졌습니다. 그 공감대는 예전의 제게도 꼭 필요했던 것이지요. 임신하고 시작한 연재는 스무 번의 마감을 거쳐 만삭이 되어서야 끝났지만 그 작은 보람 덕분에 진료가 끝난 한의원에 혼자남아 글을 쓰는 시간이 그리 힘들지만은 않았습니다.

'엄마가 될 몸'이라서가 아니라 '내 몸'이기 때문에

우리가 겪는 모든 증상은 몸이 우리에게 걸어오는 말입니다. 몸은 기막히게 정교한 기계로, 비효율적인 일은 하지 않도록 설계되어 있습니다. 아무런 의미 없는 증상은 없습니다. 예를 들어 아프고 붓고 열이 나는 것은 그 자체로 없애야 할 대상이 아니라 감염과 세포 손상 같이 몸에 일어난 진짜 문제를 해결하는 데 반드시 필요한 과정일지도 모릅니다. 또 항생제로도 낫지 않고 반복되는 만성감염은 세균과 바이러스를 방어하는 내 면역력이 그만큼 약해져 있다는 의미지요.

내 몸에 일어나는 크고 작은 증상에 담긴 의미를 생각해 주길 바랍니다. 이제 막 시작된 연애 상대의 찰나의 눈빛이나 스치는 손짓에 담긴 의미를 읽기 위해 전력을 다하는 심정으로 말이에요. 내 몸 건강을 관리하는 일은 바로 거기서부터 시작합니다.

아직도 월경통의 답은 진통제뿐이라고 생각하세요? 진통제는 그저 효과적인 임시방편일 뿐입니다. 월경 전에 몸이 무겁고 졸음이 쏟아지는 것을 단순한 컨디션 문제라고 생각하나요? 그것이 일상생활을 방해할 정도라면 이미 가볍게 넘길 문제가 아니지요. 손발이 차거나 다리가 잘 붓는 건 체질 때문이라 바꿀 수 없다고 믿으세요? 생활습관을 바꾸는 것만으로도 나아질 수 있습니다. 최근 발견한 자궁근종 때문에 걱정을 멈출 수 없나요? 간혹 근종은 제거해야 할 대상이지만 대개는 얌전한 세포덩어리라 아무런 문제도 일으키지 않습니다. 꾸준히 추적 검사하되 너무 근심할 필요는 없습니다. 오히려 근종이 생긴 원인을 고민해야 합니다. 여성호르몬 과잉을 만드는 식습관이나 하복부의 혈액순환이 나빠지게 만드는 생활습관이 쌓이면 암 같은 진짜 심각한 문제가 발생하기도 하니까요.

이 책이 모든 질문과 증상에 답을 드릴 수는 없을 겁니다. 하지만 삶의 질을 떨어뜨리는 어떤 증상 때문에 괴로운데 원인을 몰라 고민이라면, 이제라도 내 몸을 스스로 바꿀 수 있다고 믿고 싶다면 이 책이 함께 고민해줄 수 있습니다. 행동이 변하면 몸도 변합니다. 한 번이라도 진짜 그런 경험을 해보는 것이 중요합니다. 실제로 변화를 경험한다면 그다음 한 걸음을 내디딜 용기는 저절로 생깁니다.

건강은 값비싼 건강검진을 한다고 얻는 것도, 보약을 달여 먹는다고 생기는 것도, 개인 트레이닝을 받거나 마라톤을 하는 몸짱들만 추구하는 것도 아닙니다. 지금 이 순간 내 몸에 관심을 기울이는 것으로부터 건강한 삶은 시작됩니다.

여자가 자기 몸을 살펴야 하는 이유는 '엄마가 될 몸'이라서가 아니라 그냥 '내 몸'이기 때문입니다. 또 하루, 한 달 흐름에 따라 변하는 내 몸의 목소리에 귀를 기울여 심신의 불편함을 덜고 내 몸을 향한 자신감을 한층 더 견고하게 만들기 위함입니다.

이 책을 읽고 나서 모두가 몸이 건네는 목소리에 좀 더 귀를 기울였으면 좋겠습니다. 그러면 여자가 건강하고 행복한 삶을 살기를 바라는 제 바람이 조금은 더 빨리 이뤄질 거라 믿습니다.

2019년 가을

최혜미

차례

주기와 자궁: 내 몸을 이해하는 두 가지 키워드

여자 몸은 '한 달'을 주기로 바뀝니다

우리 몸은 여러 가지 리듬이 지배합니다. 때가 되면 배가 고프고 밤이 오면 잠이 쏟아지는 활동 주기는 24시간 단위로 돌아오지만, 여자 몸을 지배하는 호르몬 주기는 대략 한 달 주기로 달라집니다. 다시 말해 '시상하부-뇌하수체-난소' 순서로 호르몬이 신호를 보내면 이에 따라 난소는 한 달에 한 번 난자를 성숙시켜 바깥으로 내보냅니다(이를 배란이라고 합니다). 이때 자궁내막은 배란 전 호르몬 신호에 맞춰 부풀 었다가 배란 후 14일 만에 허물어져 몸 밖으로 배출되지요(이 것이 월경입니다). 임신하지 않는 한 배란과 월경 리듬은 가임 기 내내 이어집니다.

이 리듬에 따라 여자 몸은 달라집니다. 월경 전에는 보통 가슴이 커지고 먹깨비로 돌변해 단것을 달고 살지요. 변비가 찾아오면서 턱에 올라온 뾰루지 때문에 우울하고 짜증이 솟구쳐 '예민 보스'에 등극하기도 합니다. 그러다가 월경 시작과 함께 변비가 해소되고 몸이 가뿐해지면서 이 정도 식욕이면 다이어트도 할 수 있겠다는 자신감이 돌아옵니다. 물론 월경 기간 중에 출혈만 있을 뿐 별다른 변화를 겪지 않는 사람도 있지만, 많은 사람이 보름달이 뜨면 늑대로 변하는 늑대인간처럼 이유 없이 심신 상태가 급변해 당황스러웠던 경험을 해보았을 것입니다.

가장 큰 변화를 겪는 곳은 자궁입니다

남녀의 생식기관은 그 기능이 대부분 상동관계를 이루고 있으나 자궁은 질과 함께 여자에게만 발달한 기관입니다. 남녀가 유전자를 절반씩 사이좋게 내놓으면서도 여자만 임신할 수 있는 이유도 자궁 덕분이지요. 호르몬 주기를 조절하는 것은 시상하부-뇌하수체-난소 축이지만 실제 '사건'이 일어나는 현장은 자궁입니다. 월경, 임신, 출산은 모두 자궁에서 일어나는 일입니다.

　여자 몸에서 자궁은 일생을 거쳐 가장 드라마틱한 변화를 겪는 동시에 스트레스를 많이 받는 기관입니다. 평생 한 사람의 자궁에서 빠져나가는 월경혈은 적게는 14리터에서 많게는 38리터에 달합니다. 이를 초경 평균 나이인 만 13.5세부터 완경 평균 나이인 만 49세 기준으로 따져 보면 여자는 일생 중 평균 6년 반 동안 항상 출혈하는 셈입니다. 임신할 경우 자궁은 평소 부피의 500배까지 늘어나며 때가 되면 주기적인 수축으로 자연분만 과정을 주도합니다. 내부에서 태아가 자라도록 공간을 마련하고 산소와 양분이 가득한 혈액을 끊임없이 공급하는 것도 자궁의 일이지요.

　한의학에서는 자궁을 단순한 아기집이 아니라 여자의 혈맥이 모이는 결정체로 봅니다. 맥이란 기와 혈이 흐르는 인체의 가상경로로, 인체가 생동하게 만드는 에너지 흐름을 말합니다. 결국 여자의 맥은 자궁으로 이어진다는 얘기지요. 《동의보감》에서는 자궁을 포궁 혹은 포문이라 하여 "태아가 들어 있는 곳"이라는 해부학 인식을 포함해 여자 몸에서 여러 맥이 모이는 곳이자 인체의 안팎이 조화를 이루는 곳으로 정의합니다. 자궁은 설령 임신과 출산을 하지 않더라도 여성 건강의 핵심이자 중요한 지표인 셈이지요.

임신과 출산, 중요하지만 전부는 아니에요

초경과 완경 사이 40여 년 동안 여자에게 임신이라는 이벤트는 단 몇 번에 불과합니다. 심지어 한번도 경험하지 않기도 합니다. 나머지 시간은 그저 다달이 호르몬이 밀려왔다 사라질 뿐입니다. 임신하지 않아도, 출산에 관심이 없어도, 호르몬의 파도가 사라진 후에도 우리는 여전히 여자의 몸으로 살아갑니다. 임신과 출산 말고도 여성 건강을 두고 해야 할 이야기는 많다는 뜻입니다.

"여자가 담배를 피우면 안 되지. 아기 낳아야 하는데."

이런 말을 하는 사람은 여전히 많습니다. 물론 임신 중 흡연은 태아에게 나쁜 영향을 미칩니다. 하지만 여자가 담배를 피우면 안 되는 이유는 그냥 담배가 건강에 좋지 않기 때문이지 '아이를 낳아야 할 몸'이라서가 아닙니다. 흡연이 남성 정자에 나쁜 영향을 미친다는 것은 여러 연구로 잘 알려져 있지만 남자에게 "아이를 가져야 하는데 남자가 담배를 피우넌 안 되지"라고 얘기하는 사람은 거의 없습니다.

핵심은 관점입니다. 여성 건강을 바라보는 시선이 '임신과 출산'에만 초점이 맞춰진 것은 아닌지 점검할 필요가 있다는 것이지요. 호르몬과 주기에 지배당하는 여자 몸을 이해하는 것이 먼저입니다. 그러면 임신·출산이라는 거대한 이벤트 외에도 월경과 관련된 일상의 불편함이나 붓고 살찌고 아프고 종양이 자라는 크고 작은 문제에 어떻게 접근하고 이를 어떻게 다룰지 스스로 생각할 수 있을 겁니다. 환경 문제나 스트레스, 노화에 대처하는 것도 마찬가지입니다. 여자 몸을 알고 그 몸을 지배하는 주기의 흐름을 이해하는 것을 저는 '달(주기)과 궁(자궁) 프로젝트'라 부르고자 합니다. 지금부터 한번 시작해봅시다!

1

지금 내 나이, 괜찮은 걸까

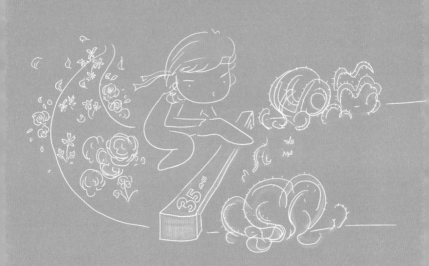

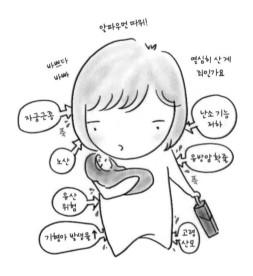

⇨ 미래를 위해 열심히 살았을 뿐인데,
'늦었다'는 말만 들려오는 현실이란.

열심히 사느라 늦었습니다만

서른아홉 지영 씨는 서른넷에 결혼해 2년쯤 신혼을 즐겼습니다. 그 뒤 임신하기로 마음먹고 2년 정도 시도하다 임신이 잘 되지 않아서 저를 찾아왔습니다. 그녀는 아직은 아이를 갖기 위해 노력하고 있지만 산부인과에 갈 때마다 의사에게 40대 출산이 감수해야 할 온갖 위험요소를 귀에 못이 박이도록 들었다고 합니다. 그 탓에 내 몸에 가해질 큰 위험을 무릅쓰면서까지 꼭 아이를 낳아야 하나 싶어 갈등이 생긴다고 말합니다.

임신 준비 상담을 하다 보면 환자에게 이와 같은 토로를 심심찮게 듣습니다. 그들은 실제 몸 문제보다 노산이라는 말에 더 스트레스를 받습니다. 미래를 위해 오래 공부했고 어렵게 취직한 직장에서 자리를 잡고자 열심히 일했고 결혼이 늦어져 필연적으로 늦은 임신·출산과 맞닥뜨린 것뿐입니다. 그런데 이쪽 '판'에 뛰어들자마자 뒤처진 성적표를 받아들고 시작하는 기분을 맛보지요.

용어에는 그 세계의 철학이 담겨 있습니다. 이론상 서른다섯을 기준으로 임신·출산 지표가 많이 달라지지만 그렇다

지금 내 나이, 괜찮은 걸까

고 서른다섯 이후의 임신을 노산 프레임만으로 보아서는 안됩니다. 출산은 생물학적 의미로만 이뤄지는 게 아니라 사회속에서 일어나는 일이지요.

산모 넷 중 하나가 만 35세 이상인 시대입니다. 저출산국가라는 사회적 측면에서도 서른다섯 이후 임신은 경고하고예방할 일이 아니라 보호하고 장려해야 하는 일입니다. 노산이라는 말은 적어도 저출산으로 고민하는 이 사회가 뒤늦게아이를 낳으려는 여자들을 격려하기에는 어울리지 않는 단어지요.

서른다섯, 여자 몸이 달라진다

여성 건강, 그중에서도 자궁질환이나 임신·출산 관련 지표를 적용할 때 꼭 등장하는 나이가 '서른다섯'입니다. 의학상으로도 임신, 분만, 출산을 포함한 여성 생식기 관련 건강기준 나이를 서른다섯으로 보며 그 이상 연령을 '고령'이라명명합니다. 이는 1958년 미국 〈부인과 및 부인과 국제위원회Council of the International Federation of Gynecology & Obstetrics〉에서 제시한 기준입니다.

서른다섯은 여자 몸이 달라지는 상징적인 나이입니다. 한 지점에서 다른 지점으로 넘어가는 분기점 같은 나이이기 때문입니다. 이제까지 올라갔다면 지금부터는 내려갈 수 있다는 뜻입니다. 평균 만 열세 살에 월경을 시작해 만 마흔아홉 살에 끝난다면 서른다섯은 가임기 중간지점을 막 넘긴 시점이지요. 여성호르몬은 서른다섯을 기준으로 조금씩 줄어들고 이때를 기점으로 난소 노화도 빠르게 진행됩니다. 이 시기에는 몸에서 호르몬이 전달하는 신호가 약해지거나 불규칙해지기도 합니다.

한의학에서도 나이와 노화의 관계를 다룹니다. 그중 여자 나이를 말하는 대목을 보면 신기하게도 서른다섯을 언급하고 있습니다. 특히 한의학의 바이블로 불리는 《황제내경》에는 스물여덟 살까지 상승곡선을 그리던 여자 몸이 서른다섯 살을 기준으로 쇠락하기 시작한다고 적혀 있습니다.

> 여자는 일곱 살에 신기腎氣가 왕성하여 이가 새로 나고 머리털이 길게 자란다.
> 열네 살에는 몸 안에 천계天癸라는 물질이 생기고 임맥任脈이

소통하며 태충맥太衝脈이 왕성해서 월경을 때맞추어 하고
임신이 가능해진다.

스물한 살에는 신기가 평균에 이르고 이가 모두 나서
튼튼해진다.

스물여덟 살에는 근육과 뼈가 단단해지고 머리털이 길게
자라며 몸이 장성한다.

서른다섯 살에는 양명맥陽明脈이 쇠퇴하기 시작해 얼굴이
초췌해지고 머리털이 빠지기 시작한다.

마흔두 살에는 삼양맥三陽脈이 위에서부터 노쇠하기 시작해
얼굴이 모두 초췌하고 머리가 백발로 변한다.

마흔아홉 살에는 임맥이 허약해지고 태충맥이 쇠약해져
천계가 고갈되고 지도地道가 통하지 않으며 몸이 헝클어져
임신이 되지 않는다.

_《황제내경》

오래 전부터 동양에서 여자의 생애주기를 가늠할 때 여
성 건강이 7년 주기로 변화한다고 보았습니다. 현대의학과
마찬가지로 한의학이 서른다섯을 기점으로 노화가 시작된
다고 고찰한 부분은 특히 의미심장합니다. 당시에는 인간의
수명도 더 짧고 임신과 출산 연령도 지금과는 달랐을 텐데

말이지요. 마치 다른 우주처럼 보이는 동서양 의학도 결국 사람이 사람을 바라보는 일이라 통하는 부분이 있습니다.

내 몸을 진단하는 네 가지 키워드: 난소, 자궁, 유방, 갑상선

노화는 필연입니다. 시간은 붙잡을 수 없고 살아 있는 몸은 착실하게 세월을 반영합니다. 하지만 누군가의 나이를 가늠할 때 노산을 기준으로 삼는 시선은 더 생각해봐야 합니다. 앞으로 위험요인들을 좀 더 나은 의료기술로 관리해 노산을 말하는 것 자체가 무의미해지는 시대가 올 것입니다. 그 시대에 우리는 무엇을 두고 이야기할까요?

서른다섯 이후 임신과 출산을 경험할 확률이 높아진 만큼 만 35세 이상 여자가 의학적으로 겪을 수 있다고 알려진 여러 위험요인과 대처 방안을 더더욱 알고 있어야 합니다. 단순히 출산하기에 너무 늦은 게 아닐까 하는 스트레스에서 벗어나기 위해서가 아니라 내 몸을 내가 알아야 더 건강할 수 있기 때문입니다.

나이 들지 않는 몸은 없고 진시황의 불로초는 존재하지 않습니다. 그래도 우리가 속한 사회와 환경에 관심을 기울이면 몸도 마음도 조금은 더 건강하게 살 수 있을 것입니다. 생리학 측면에서 여자 나이 서른다섯의 위험을 직시하되 그 틀에 박힌 시선에서 좀 벗어나도 괜찮습니다. 의학계에서 만 35세에 부여한 위험지표는 참고로 할 뿐 그 나이를 넘지 못할 악마의 허들처럼 여길 필요는 없습니다.

자, '지피지기知彼知己면 백전불태百戰不殆'라고 했습니다. 먼저 만 35세 이상이 되면 겪을 수 있는 변화를 네 가지 키워드로 짚어볼게요.

난소

산부인과에서 산전검사로 알 수 있는 정보 중 다들 흥미롭게 여기는 것이 '난소 나이'입니다. "제 난소 나이가 40대래요"라며 고개를 숙이는 사람도 있고 "제 난소는 20대라 팔팔하대요"라며 의기양양해하는 사람도 있지요. 난소 나이는 실제 나이나 신체 나이와 별개라서 의외의 결과를 보이는 경우도 종종 있습니다.

난소 나이는 혈액검사로 혈중 AMH 수치를 측정하면 알수 있습니다. AMH는 항뮬러리안관 호르몬anti-mullarian hormone의 약자로 이른바 난소 나이, 즉 난소예비능을 가늠하는 호르몬입니다. 만약 AMH 수치가 1나노그램/밀리리터$_{ng/ml}$ 미만으로 떨어질 경우 배란 가능한 건강한 난자 개수가 부족해져 자연임신 확률이 현저히 낮아집니다. AMH 수치는 나이가 들면서 계속 감소하는데 그 변화가 이른 나이부터 시작되며 완경 이후에는 분비가 중단되기 때문에 난소 기능을 판단하기 좋습니다. 최근 가임력을 판단할 때 중요하게 평가하는 지표 중 하나지요.

AMH 수치가 낮다는 것은 '남아 있는 난자 수'가 적다는 뜻일 뿐 난자의 질적 저하를 의미하는 것은 아닙니다. 나이가 들수록 난자의 질이 떨어질 확률은 높지만 AMH 수치가 모든 걸 말해주는 것은 아니라는 얘기지요. 어쨌거나 서른다섯을 넘어가면 평균 AMH 수치가 2나노그램/밀리리터까지 떨어집니다. 40대에 들어서면 평균 1나노그램/밀리리터로 떨어지고 50대에는 0에 수렴합니다. 이는 난임 진단 기준을 서른다섯으로 삼는 근거가 됩니다.

난자가 만들어지는 과정은 특이합니다. 필요하면 언제든

새로운 정자를 수억 마리 이상 만들어낼 수 있는 남자와 달리 여자는 태어날 때 몸속에 난자가 될 난모세포를 정해진 수만큼 가지고 태어납니다. 난모세포는 사춘기까지 그대로 유지되다가 초경 이후 하나씩 성숙해 배란됩니다. 쉽게 말해 정자가 종자돈을 가지고 태어나 필요할 때 계속 벌어서 쓰는 구조라면 난자는 물려받은 유산을 정기적으로 쓰다가 다 쓰면 0이 되는 구조지요. 완경이 존재하는 이유도 이 때문입니다. 여자는 가임기 동안 450~500개의 난자를 배란하는데 그 과정에서 우성난자를 배란하기 위해 40~50개 난모세포가 같이 성숙했다가 퇴화합니다. 나머지 난모세포는 성숙하지 않고 완경과 함께 퇴화해 배란 기능을 상실하지요.

건강한 난자가 하나둘 성숙해서 배란되면 가임기 후반쯤에는 확률상 건강하고 우수한 난자가 적을 수밖에 없겠지요. 늦은 나이에 배란된 난자는 염색체들이 너무 오래 붙어 있다가 갈라지는 탓에 다운증후군 같이 염색체가 분리되지 않아 생기는 기형 확률이 더 높아지기도 합니다. 이래저래 난자의 품질은 서른다섯을 기준으로 하강곡선을 그리는 것으로 알려져 있습니다. 기능이 떨어진 난소는 호르몬 투여 등 인위적인 방식으로 되돌리기 어렵다는 게 학계의 정설이지요.

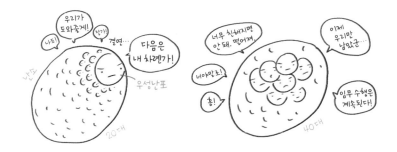

⇨ 20대의 난소와 40대의 난소. 여자는 몸속에 난자가 될 난모세포를 가지고 태어납니다. 난모세포는 사춘기까지 그대로 유지되다가 초경 이후 하나씩 성숙해 배란됩니다.

난소 기능의 퇴화는 임신에 결정적 영향을 미칩니다. 서른 살 이전에는 배란된 난자의 염색체에 이상이 있을 확률이 2~3퍼센트지만 서른다섯 살부터는 30퍼센트, 마흔다섯 살이 되면 거의 90퍼센트 이상이라는 연구도 있습니다. 이 때문에 서른다섯 살이 넘은 여성은 임신하는 순간부터 출산까지 설렘만큼 두려움도 많은 것이 사실입니다. 그러나 고령 산모라도 성실한 산전 관리로 기형아 출산, 유산, 조산을 방지할 방법은 있습니다. 지나친 걱정은 뒤로하고 할 수 있는 일을 하는 것이 중요합니다.

자궁

한의학에서는 자궁을 오장육부만큼이나 중요한 기관으로 다룹니다. 《동의보감》에서는 자궁에 혈이 모이고 쌓여 때맞춰 넘쳐흐르는 것을 월경이라고 해서 마치 달이 차올랐다 이지러지는 것에 비유했습니다. 아닌 게 아니라 한 달을 주기로 차고 기우는 달의 흐름에 가장 근접한 몸의 기관이 바로 자궁입니다.

자궁 나이를 난소 나이만큼 정확히 측정할 수 있는 기준은 아직 없습니다. 월경주기와 양, 월경통 정도나 양상, 자궁 내 질환 유무 등으로 가늠할 뿐이지요. 다만 나이가 들수록 떨어지는 자궁 기능이 있습니다. 바로 내막 두께입니다.

나이가 들수록 내막 두께는 점차 얇아집니다. 내막이 적정 두께로 유지되어야 착상을 돕고 임신을 유지할 수 있으므로 임신을 고려한다면 이 부분은 매우 중요합니다. 임신을 위한 보조생식술은 눈부시게 발전했지만 수정란을 만들고 배아를 성장시켜 자궁 내에 주입하는 시험관아기 시술에서도 배아가 스스로 자궁내막에 파고들어야 착상이 됩니다. 아무리 과학기술이 발달해도 '신의 영역'은 결코 사라지지 않는 법이지요.

한편 자궁은 근종·선근증·내막증·암 같은 조직의 이상 증식에 따른 질환이 잘 생기는 기관이기도 합니다. 다달이 월경으로 충혈, 출혈, 세포 탈락과 신생을 거듭하는 조직이기 때문이지요. 그러나 임신 관련 지표와 달리 자궁질환은 나이가 들수록 더 심해지는 것은 아닙니다. 30대가 전체 자궁근종 환자의 86퍼센트를 차지하며 서른다섯 살 이상 여성의 40~50퍼센트에서 자궁근종을 발견했다는 보고가 있지만 40대 이후로는 오히려 유병률이 감소하는 경향이 있습니다.

자궁질환에 큰 영향을 미치는 것으로 알려진 요인 중에는 유전 요인, 에스트로겐의 지속적인 자극, 스트레스나 식습관 같은 생활 요인 등이 있습니다. 그중 나이의 영향을 받는 것이 에스트로겐 요인입니다. 에스트로겐 분비가 가장 왕성한 시기에 근종도 함께 자라는 탓에 30대에 가장 흔한 것입니다.

서른다섯 이후에는 여성호르몬이 조금씩 줄어듭니다. 이에 따라 완경이 다가오면 원래 있던 근종의 크기가 줄어들기도 합니다. 이를 감안해 설령 수술이 필요한 자궁근종에 속해도 완경이 머지않은 경우에는 보존 치료를 우선시하는 경우도 많습니다. 호르몬이 점차 줄어들다 분비가 완전히 멈추면 더 악화할 가능성이 줄어든다고 보기 때문입니다. 자궁 나이를 판단하는 기준 가운데 하나가 자궁 내부의 질환 유무라고 한다면 나이가 들수록 오히려 호전되는 부분도 있는 셈입니다.

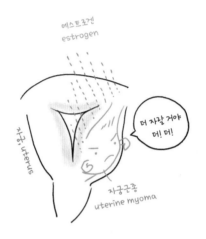

⇨ 매달 월경을 겪을 때마다 여자 몸은
호르몬에 노출되기 때문에 꼬박꼬박 월경을 하는 사람은
그렇지 않은 사람보다 근종이 생길 가능성이 높습니다.

유방

유방질환 중 유방암은 여자에게만 생기는 암은 아니지만 전 세계적으로 여성에게 발병 빈도가 훨씬 높습니다. 한국유방건강재단에서 조사한 내용에 따르면 유방암에 가장 많이 걸리는 연령은 40~50대로, 2012년 유방암 발병의 65퍼센트 이상을 차지했습니다. 유방의 섬유선종은 젊은 여성, 특히 20대 초반에서 30대 여성에게 더 흔하게 나타납니다. 10대 때 생기기도 하는데, 성장기라 종양 성장 속도가 매우 빠르고 크기도 커지는 경우가 많습니다. 섬유선종은 암 같은 악성종양은 아니지만 경우에 따라 암으로 진행될 가능성도 있어 추적 관찰을 권합니다. 섬유선종 제거나 조직검사를 위해 시행하는 '맘모톰' 시술은 이제 여자라면 누구나 한번쯤 들어보거나 경험해본 유명한 시술이지요.

유방의 섬유선종은 자궁근종과 마찬가지로 여성호르몬 에스트로겐의 반응 때문에 생기는 조직 이상으로 추측하고 있으나 정확한 원인은 알려져 있지 않습니다. 국가암검진권고안에 따르면 유방암은 서른 살부터 매월 자가검신, 서른다섯 살부터 2년 주기로 의사의 임상진찰, 마흔 살부터 1~2년

간격으로 유방촬영술을 권장합니다. 일부 전문의는 만 35세 이상 여성의 경우 연 1회 정기검진과 매달 자가진단이 필요하다고 주장하지요. 서른다섯 이상 여성은 그 미만 여성보다 3년 내 유방암 발생 위험이 2배 상승한다는 연구 결과도 있습니다.

갑상선

갑상선질환도 유방질환과 마찬가지로 상대적으로 여성의 발병 빈도가 높아 넓은 의미에서 여성질환 범주에 포함합니다. 난임 진단 검사에 갑상선 기능 검사가 들어 있고 임신 중에도 갑상선 기능이 정상 작동하는지 주기적으로 확인하는 이유는 여성의 임신·출산과 갑상선 기능에 밀접한 연관이 있기 때문입니다.

갑상선 기능 이상의 경우 항진과 저하 둘 다 연령대가 높아질수록 유병률이 높고 50대에 갑자기 높아져 60대에도 그 비율을 유지하는 특성을 보입니다. 특히 갑상선기능항진은 30대 여성에게 가장 흔하다는 연구도 있으나 대체로 연령이 높아질수록 위험한 경향을 보입니다. 이는 여성호르몬에 반응하는 자궁과 유방질환이 완경 이후 줄어드는 것과는 다른 양상입니다.

갑상선은 우리 몸의 에너지를 만드는 공장입니다. 에너지 공장에서 에너지를 만들지 못하면 피곤하고 붓고 살이 찌는데 모두 여자들이 평소에도 흔하게 겪는 증상이지요. 쉬어도 회복되지 않는 과도한 피로감이 있다면 갑상선 기능을 체크해보아야 해요. 나이가 들어서, 갱년기라서, 임신 중이라서 당연하다고 생각한 증상들이 당연하지 않을 수 있습니다.

어른도 성장호르몬이 필요하다

하루하루가 노화의 나날입니다. 이 글을 쓰고 있는(혹은 읽고 있는) 지금 이 순간이 우리의 남은 인생에서 가장 젊은 날입니다. 무심하게 흘러가는 세월은 내버려둡시다. 대신 시간이 흘러도 덜 늙는 법을 익히면 됩니다. 덜 늙으려면 하루하루 내 몸을 돌아보면서 오늘 쌓인 피로를 오늘 풀고 세포 노화를 촉진하는 산화 스트레스를 그때그때 효과적으로 해소하는 수밖에 없습니다. 이를 위해 우리는 무엇을 해야 할까요?

노화 이슈에서 빠지지 않는 키워드는 '잠'입니다. 충분한 시간을 잘 자는 것이야말로 우리 몸이 효과적으로 그날 분량의 젊음을 충전하는 방법입니다. 양질의 잠은 우리 몸에 활력을 주는 호르몬 분비를 원활하게 만들고 자율신경 균형을 회복해 낮 동안 긴장하느라 쌓인 스트레스를 충분히 이완해서 풀어줍니다. 숙면을 취하지 못하는 사람의 몸은 어떤 식으로든 균형이 깨집니다.

영화 〈인턴The Intern〉에서 성공한 30대 CEO 줄스 오스틴(앤 해서웨이)에게 수면을 연구하는 어머니는 "하루 여섯 시간 이상 수면을 취하지 않으면 비만이 될 확률이 높아진단다"라며 충격적인 연구 결과를 전합니다. 이는 체지방 연소를 도와 '다이어트 호르몬'이라고도 불리는 코르티솔이 양질의 수면을 취할 때 원활히 분비되는 것과 관련되어 있지요.

또 수면 중에는 성장호르몬이 분비됩니다. 노화 예방의 일등공신 성장호르몬은 멜라토닌과 함께 미국 FDA에서 공식 인정한 항노화 물질입니다. 이것은 콜레스테롤 같은 지방을 분해하고 골밀도를 높이며 근육량 감소를 막아 운동 후의 피로를 줄여주지요. 또 고혈압이나 뇌졸중 같은 심혈관계 질병을 줄여주고 우리 몸이 면역 기능을 충분히 발휘할 수 있도록 도와줍니다. 군살이 쌓이고 뼈가 약해지며 쉽게 피로해지거나 혈압이 오르고 면역력이 떨어지는 것은 모두 성장호르몬이 부족해지는 나이에 나타나는 노화 징후지요.

우리 몸이 스스로 성장호르몬을 분비하도록 바른 생활습관을 유지하는 것이 중요합니다. 모든 습관 중 가장 장기간 꾸준히 성장호르몬 생산을 늘리는 방법은 잠을 충분히 잘자는 것입니다. 하버드대학교 수명연장 프로젝트팀의 네고로 히데유키는 책《호르몬 밸런스》에서 숙면을 돕는 여러 습관을 소개합니다. 그와 더불어 숙면에 도움이 되는 생활습관 몇 가지를 소개합니다.

숙면을 돕는 생활습관

적당한 공복감을 즐긴다

식사와 식사 사이에 5시간 정도 간격을 유지해 '배가 고프다'는 느낌을 유지합니다. 그러려면 자연히 규칙적으로 식사하고 간식은 줄여야겠지요. 배에서 꼬르륵 소리가 날 때까지 속을 비웁니다. 18시간 이상의 간헐적 단식이 성장호르몬 분비를 촉진하는 데 효과적이라는 연구도 있습니다.

단 음식을 줄인다

당지수를 높이는 백미, 흰 밀가루, 설탕, 과당 같은 단맛이 있는 음식을 피합니다. 이런 음식을 먹으면 인슐린 분비가 높아져 오히려 성장호르몬 분비를 막습니다. 또 복부지방이 많이 쌓일수록 성장호르몬 분비는 줄어든다고 합니다.

때로 자극을 주는 스트레스도 필요하다

불안, 분노, 위험 같은 부정 스트레스가 아닌 불편하지 않은 정도의 피로감은 몸을 회복하도록 자극합니다. 일정한 시간에 일정한 곳에서 사람들을 만나거나 새로운 것을 배우고 낯선 곳을 여행하는 것은 성장호르몬 분비를 자극한다는 측면에서 긍정 스트레스로 작용합니다.

유산소운동과 무산소운동을 적절히 병행한다

유산소운동은 체지방을 태워 에너지를 만드는 운동으로 빠르게 걷기나 조깅 등이 있습니다. 이와 달리 무산소운동은 혈당에서 에너지를 얻는 운동으로 짧은 시간 강하고 빠르게 하는 근력운동을 말합니다. 유산소운동은 심폐 기능을 강화하고 기초체력을 다져주고 무산소운동은 근육과 뼈, 관절을 강화하고 기초대사량을 늘려줍니다. 특히 무산소운동 중 근력을 강화하는 과정에서 성장호르몬이 분비된다는 연구 결과도 있습니다. 노화 방지를 위해서라면 이 둘을 적절히 병행하는 것이 좋겠지요.

매일 일정한 시간에 햇볕을 쬔다

아침에 일어나 직사광선을 쬐면 우리 몸이 하루 동안의 리듬을 파악해 밤에 숙면을 취하도록 돕는다고 합니다. 낮 12시 전후로 가벼운 산책을 하면 세로토닌 분비가 원활해지고 이것이 멜라토닌을 자극해 양질의 수면을 돕습니다. 오전에는 가능한 한 햇볕을 많이 보고 점심시간에도 잠깐 산책하는 습관을 기르는 것이 좋습니다.

스트레스를 풀어주는 혈자리를 자극한다

백회百會는 머리를 맑게 해주는 대표적인 혈로, 귀 끝과 코 끝의 선을 연결해 정수리와 만나는 지점에 있습니다. 백회를 중심에 두고 동서남북 방향에 2.5센티미터 정도 떨어진 곳에 있는 네 개의 혈자리를 묶어서 사신총四神總이라고 하는데, 백회와 비슷한 효능이 있습니다. 혈자리 위치를 정확히 모르더라도 손가락으로 정수리 주변을 툭툭 두드려 자극하는 것만으로도 좋습니다.

태양太陽은 흔히 말하는 관자놀이에 움푹 들어간 자리입니다. 머리에 있는 혈자리 중 유일하게 머리뼈 안쪽 근육에 접근하는 자리로 측두근의 긴장을 풀어주므로 편두통에도 효과가 있지요.

안면安眠은 '편안히 쉰다'는 뜻으로 수면장애에 특화한 경외기혈(오장육부와 연결된 열두 개의 정식 경락에 속하는 혈자리 외에 경험으로 효능이 입증된 기혈)입니다. 귀 뒤에 튀어나온 뼈(유양돌기)로부터 목 뒤쪽으로 넘어가는 오목한 곳에 있어요. 태양과 함께 두통에도 효과가 좋습니다.

숙면을 돕는 차를 마신다

한의학에서 수면장애를 치료할 때 빠지지 않는 한약재가 '산조인'입니다. 산조인은 묏대추 씨를 말린 한약재로 의서에는 "생으로 먹으면 오히려 수면을 쫓고 볶아 먹으면 불면을 치료한다"라고 되어 있지만 어떻게 먹든 수면장애를 개선한다는 것이 임상적으로 밝혀졌습니다. 대추는 한약에도 많이 쓰이지만 성질이 평이하고 독성이 없어 식재료로도 흔

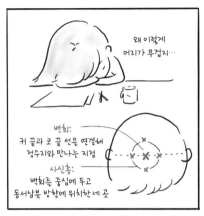

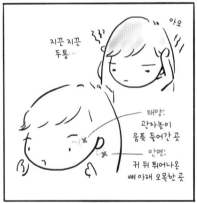

⇨ 백회와 사신총(위), 태양과 안면(아래)

지금 내 나이, 괜찮은 걸까

히 쓰이며 차로 끓여 먹기에 적합합니다. 산조인보다 효능이 약하지만 대추차도 숙면을 도와줍니다.

방전된 몸 충전시키는 생활습관

여성 노화에서는 월경·완경·임신·출산과 관련해 여성 호르몬 작용에 관여하는 '시상하부-뇌하수체-난소'로 이어지는 호르몬 전달체계가 제 기능을 하는지, 자궁이나 난소의 기능이 살아 있는지가 중요합니다. 두 측면에서 모두 중점을 두는 것은 바로 원활한 혈액순환입니다.

《동의보감》에서는 노화를 "혈血이 쇠하는 것"이라고 정의합니다. 사람을 생동하게 하는 것이 '기'와 '혈'인데, 왜 '기가 다하는 것'이 아니라 '혈이 쇠하는 것'을 노화라고 정의했을까요? 기가 다하는 것은 휴대전화 배터리가 방전된 상태에 비유할 수 있습니다. 배터리가 방전되면 충전해서 사용하면 그만입니다. 그런데 혈이 쇠하는 것은 배터리 수명이 다되었다는 의미입니다. 수명이 다 된 배터리는 아무리 충전해도 금방 방전되고 맙니다.

한의학에서 혈이란 생리학상의 혈액만 의미하시는 않습니다. 혈액을 비롯해 혈액이 운반하는 산소, 혈액에 분비된 호르몬과 신경전달물질의 역할, 혈액에 들어 있는 백혈구와 면역세포의 면역 작용 등을 모두 아우르는 개념이지요. 이 모든 것이 줄어들고 말라갈 때가 노화 진행 시점이라는 얘기입니다.

조직에 혈액을 원활하게 공급하지 않으면 부분 노화가 일어납니다. 장기의 세포 기능을 정상화하는 가장 빠른 길은 혈액을 원활하게 공급하는 것이고, 혈액을 충분히 공급하는 가장 쉬운 방법은 몸을 따뜻하게 유지하는 것입니다. 할머니의 할머니의 할머니 대부터 이어져온 "여자는 몸을 따뜻하게 해야 한다"는 충고에는 사실 깊은 의미가 있는 셈입니다.

몸을 따뜻하게 유지함으로써 순환을 촉진해 호르몬 신호를 잘 전달하고 자궁과 난소가 제 기능을 다하도록 돕는 방법은 다음과 같습니다.

체온 관리를 위한 습관

걷기운동을 꾸준히 한다

과거 아이를 갖게 해달라고 기도하며 수천 번 탑돌이를 한 여자들이 임신에 성공했다는 설화가 있습니다. 일부에서는 그들이 임신한 이유는 탑 주변을 도느라 꾸준히 걸었기 때문이라고 말합니다. 걷기운동은 하체순환을 원활하게 해주고 골반 안쪽에 있는 장기의 혈액순환을 개선해 혈액이 산소나 양분을 충분히 공급하도록 돕습니다. 여자는 월경을 반복하면서 어쩔 수 없이 골반 내에 어혈 덩어리가 남는데 혈액의 흐름이 원활해야 어혈과 같은 노폐물을 제거할 수 있습니다.

생활습관을 점검한다

흡연은 혈관벽을 좁혀 순환 기능을 떨어뜨립니다. 그리고 커피와 카페인 음료는 이뇨 작용으로 몸에서 수분이 빠져나가게 하므로 순환에 좋지 않습니다. 결국 둘 다 줄이는 게 좋습니다. 식습관도 중요한데 매일 식단을 챙길 자신이 없다면 대신 영양제라도 챙기세요. 5대 영양소와 비타민, 무기질을 두루 함유한 종합영양제를 연령에 맞게 섭취하면 됩니다.

특히 코엔자임큐텐이 서른다섯 이상 여성의 난소 노화 방지에 효과가 있다고 밝힌 연구도 있습니다.

배꼽 아래, 자궁이 있는 부위를 따뜻하게 해준다

한의학에서는 배꼽 아래 부위를 단전이라 하여 생명의 에너지가 모이는 곳으로 봅니다. 여자 몸 전체를 통틀어 가장 따뜻해야 하는 곳에 자궁이 있는 것입니다. 아무리 추워도 아랫배에 핫팩만 대고 있으면 몸 전체가 훈훈해집니다.

난소와 자궁 기능을 돕는 혈자리를 자극한다

난소와 자궁 기능과 직접 연관된 혈자리는 대개 하복부에 몰려 있습니다. 음교陰交, 관원關元, 중극中極 등이 대표적이지요. 다리 안쪽에 자리한 삼음교三陰交, 음릉천陰陵泉 같은 혈자리를 눌러주면 좋습니다. 삼음교는 발목 안쪽 복숭아뼈에서 위쪽으로 손가락 네 개 폭만큼 올라간 곳에서 뼈 뒤쪽으로 움푹 들어간 곳입니다. 보통 꾹 누르면 아픈 자리지요. 한방 치료에서 부인과 질환을 다스릴 때 자주 쓰는 혈자리입니다. 아랫배와 송아리 안팎의 혈자리를 침과 뜸, 온찜질로 자극해주면 좋습니다.

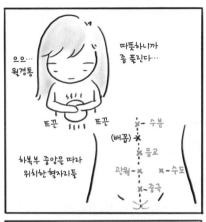

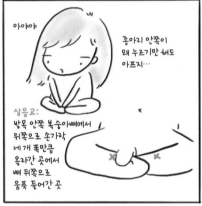

☞ 수분·음교·관원·중극·수도(위), 삼음교(아래)

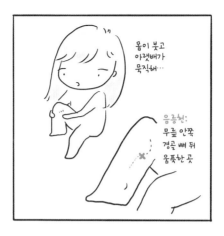

⇨ 음릉천

내 몸을 알아야 하는 나이는 따로 없다

"젊은 날엔 젊음을 모르고 사랑할 땐 사랑이 보이지 않는 법"이지요. 사람들은 보통 아파본 후에야 건강에 관심을 기울입니다. 몸이 아프고 불편한 것은 스스로를 돌보라고 몸이 내게 보내는 신호입니다.

저 역시 월경전증후군PMS, premenstrual syndrome을 심하게 겪지 않았다면 월경 전후의 몸 상태에 크게 관심을 기울이지 않았을 것입니다. 통증과 질환은 분명 고통스러운 경험이지만 이를 계기로 건강을 관리하고 몸을 돌보아 더 큰 문제를 막는다면 그리 나쁜 일이라고 할 수만은 없습니다. 마찬가지로 노화가 시작되는 서른다섯을 너무 슬프게만 여길 일은 아닙니다.

꼭 서른다섯이 아니어도 좋습니다. 몸을 알아야 하는 나이가 따로 정해져 있는 것은 아니니까요. 무엇보다 중요한 것은 내 몸이 느끼는 변화에 보이는 관심입니다. 때로 수십만 원짜리 건강검진보다 스스로 확인하는 몸의 사소한 변화가 더 많은 것을 말해줍니다. 〈중앙일보〉 권석천 논설위원의 칼럼에 이런 말이 있습니다.

"세상을 바꾸는 건 반짝이는 아이디어가 아니라 '이대론 못 살겠다'는 생활의 감각들이다."

내 몸과 몸을 대하는 생각을 바꿀 나이는 '이대론 안 되겠다'는 위기의식이 살아나는 때일지도 모릅니다.

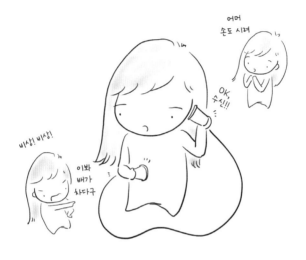

☞ 무엇보다 중요한 것은 내 몸이 느끼는 변화에 보이는 관심입니다.

지금 내 나이, 괜찮은 걸까

2

월경전증후군:
월경 전 찾아오는 피로곰 100마리

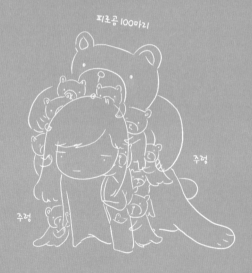

피로곰 100마리

주렁

주렁

본편보다 더 무서운 예고편

안데르센 동화《공주와 완두콩》을 아시나요? 그 내용은
이렇습니다.

어느 왕자가 결혼을 위해 '진정 공주 중의 공주'를 찾아
헤매지만 만나는 이들 모두 어딘가가 부족하다고 느낍니다.
그러던 중 폭풍우가 몰아치는 어느 날 밤 비에 젖어 행색이
초라한 한 여성이 궁으로 찾아옵니다. 그녀는 자신을 공주라
고 소개하며 하룻밤 묵어갈 것을 청하지요. 왕자와 그의 어
머니 왕비는 그녀가 진짜 공주인지 시험하기 위해 매트리스
와 이불을 천장에 닿을 정도로 높이 쌓아올리고 맨 아래에
완두콩 한 알을 놓아둔 침대에 그녀를 재웁니다.

다음 날 아침 잠에서 깬 여성이 불평합니다.

"밤새 불편해서 잠을 설쳤어요. 대체 매트리스 아래 뭐가
들어 있는 거죠?"

감동한 왕자는 소리치지요.

"극도로 섬세한 이 여성이야말로 '진정한 공주'가 틀림없
어!"

이 이야기는 어린 시절 제 기억 속에도 오래도록 남았습

니다. 동화가 아이들에게 미치는 영향은 생각보다 큰 법이지요. 여자라면 몸의 작은 변화도 민감하게 알아차려야 하고 소소한 불편에 괜스레 예민하게 구는 것이 여성스럽고 고귀하다고 여겼던 적도 있지요. 표현은 다르지만 이런 내용을 문학과 영화에서 클리셰cliché로 묘사하는 일도 흔했습니다. 요즘은 '여성스럽다'는 말 자체가 구시대적 표현으로 들립니다. 예민하든 무던하든 그저 한 사람 한 사람의 몸이 다 다른 것뿐이니까요.

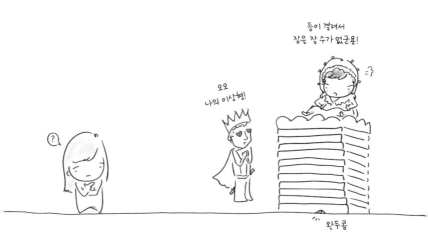

➭ 수십 겹 매트리스 아래 놓아둔 완두콩처럼
월경전증후군은 사소한 것 같지만 삶의 질을 야금야금 떨어뜨립니다.

월경전증후군: 월경 전 찾아오는 피로곰 100마리

우리는 생각보다 몸에 일어나는 변화를 잘 인지하지 못합니다. 생명을 위협하는 암세포는 초기 단계에 대체로 자각증상 없이 진행되고 증상을 느낄 때는 이미 커져 있는 경우가 많지요. 반대로 내 몸에 크게 위험하지 않은 먼지, 꽃가루, 갑각류 껍질 따위에 과민 반응해 문제를 일으키는 알레르기 같은 질환도 있습니다. 생명에 치명적인 변화일수록 잘 느끼고 사소한 변화일수록 그냥 넘길 수 있으면 좋겠는데 꼭 그렇지만은 않습니다.

《공주와 완두콩》이야기에 빗대 말하면 월경전증후군은 '쓸데없이 예민한 공주' 같은 질환이지요. 가임기 여성은 대략 한 달에 한 번 월경을 하는데 많은 여성이 출혈이 있기도 전에 몸의 변화를 알아챕니다. 월경 전 3~11일, 즉 배란 이후 월경 시작 전에 일련의 증상이 나타나기 때문입니다. 월경전증후군은 단순히 몸이 찌뿌둥한 느낌을 받는 것부터 삶의 질을 떨어뜨릴 만큼 심각한 수준까지 그 증상이 다 다릅니다.

월경전증후군이 삶의 질을 떨어뜨리는 이유

월경전증후군이란 월경 시작 전 황체기 동안 일상을 방해할 정도로 신체와 정신, 행동 증상이 주기적으로 나타나는 것을 말합니다. 황체기는 황체를 유지하는 시기, 즉 배란 직후부터 월경 시작 전까지의 시기를 뜻합니다. 성숙한 난자가 난포 주머니에서 배출되는 배란이 일어나면 남은 난포는 노란 지방으로 채워지는데 이를 황체라고 부릅니다. 황체는 배란된 난자가 월경기에 몸 밖으로 배출될 때까지 호르몬을 분비하다가 월경 시작과 함께 퇴화합니다.

월경이 시작될 때 발생해 1~2일 안에 없어지는 월경통과 달리 월경전증후군은 월경 시작 전에 찾아왔다가 월경 시작과 함께 사라집니다. 워낙 다양한 양상으로 나타나므로 증상의 유사성이 아니라 시기와 주기, 이 두 가지 키워드로 바라봐야 합니다.

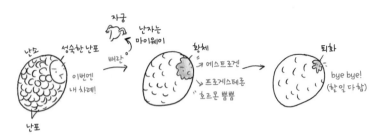

⇨ 황체는 배란된 난자가 월경기에 몸 밖으로 배출될 때까지 호르몬을 분비하다가 월경 시작과 함께 퇴화합니다. 황체를 유지하는 배란기부터 월경 전까지의 기간인 황체기에 월경전증후군이 나타납니다.

몇 년 전까지만 해도 월경전증후군의 존재조차 몰랐던 이들이 많습니다. 월경 전에 어쩐지 몸이 찌뿌둥하다거나 기분이 우울하다고 느끼지만 이를 질환으로 인식하지는 못했던 거죠. 개인마다 나타나는 양상이 달라 단순히 컨디션 저하로 여기기도 쉬웠고요.

다른 여성질환에 비해 중요도 면에서 낮게 평가받고 있지만 일련의 증상이 나타나는 황체기가 한 번의 월경주기당 3~11일이므로 심한 경우 전체 가임기의 3분의 1 동안 온갖 증상에 시달릴 수도 있습니다. 강력한 훅이나 어퍼컷은 아니어도 잔 펀치를 계속 맞아 지치는 보디블로처럼 삶의 질을 야금야금 해칠 수 있는 질환이지요.

064

월경전증후군은 스트레스가 심할 때 증상이 더 심해지는 경향이 있습니다. 18~40세에 주로 경험하는 이 증후군은 연령이 올라갈수록 증상이 점차 심해진다는 것이 일반적인 견해입니다. 그러나 대한민국 여성의 연령별 월경전증후군 증상을 조사한 연구에 따르면 10대는 20~30대 초반에 비해 증상의 중증도가 두드러지는 경우가 이례적으로 많다고 하지요. 엄격한 입시체계와 교우관계에서 오는 스트레스가 큰 영

구분	월경통	월경전증후군
시기	월경 시작 수 시간 이내 또는 월경 시작 즉시 나타나 24~48시간 지속.	월경 시작 전 3~11일 시작해 월경 시작과 동시에 사라지는 경우가 많음.
원인	원인을 모르는 원발성과 다른 원인(자궁내막증 같은 자궁질환) 때문에 발생하는 속발성으로 나뉨.	원인은 아직 불명확하나 최근 호르몬과 그 영향을 받는 신경전달물질의 상관관계를 중요하게 여기고 있음.
악화/완화 요인	나이가 들수록 줄어드는 경향이 있음.	스트레스가 심하면 증세가 더 심해짐.
증상	분만 진통과 유사한 선통과 함께 오심, 구토, 설사 등을 동반함.	200여 가지 이상으로 매우 다양함

표 1. 월경통과 월경전증후군의 차이점

향을 미치기 때문입니다. 다양한 월경 장애 중에서도 월경통이나 월경불순보다 상대적으로 스트레스에 민감한 것이 월경전증후군입니다.

월경전증후군의 정확한 원인은 아직 밝혀지지 않았지만 사회문화적 환경과 생물학 요인이 복합적으로 작용해 증상이 더 심해질 수 있습니다. 만약 어머니가 월경전증후군을 앓았다면 자녀도 그럴 확률이 높습니다. 흡연, 음주, 경구용 피임약을 비롯한 약물 복용 경력, 과도한 카페인 섭취, 고지방 식단이나 영양 불균형 식단 등도 월경전증후군을 악화하는 요인입니다. 유년기에 신체적·정신적으로 학대를 받았거나 스트레스가 과도하게 쌓일 경우에도 월경전증후군 증상이 심해집니다.

여러 요인 가운데 최근 가장 활발하게 연구 중인 요인은 '호르몬'입니다. 월경주기 중에서도 황체기에는 에스트로겐과 프로게스테론이 적절한 비율로 균형을 이룹니다. 그런데 이 시기에 에스트로겐이 과잉 분비되어 프로게스테론보다 우세해지면 여러 월경전증후군 증상을 일으킨다는 것이지요. 에스트로겐이 과잉 분비되면 세로토닌이 부족해지거나 프로락틴 분비가 증가합니다. 이 기전에 착안해 세로토닌 분비를 촉진하거나 프로락틴 분비를 억제하는 약이나 보조식품이 개발되기도 했지요. 다만 아직은 하나의 가설에 불과하며 일부에게 효과가 있을 뿐 모든 월경전증후군을 치료한다고 보기는 어렵습니다.

월경전증후군 대표 증상 일곱 가지

월경전증후군의 증상은 매우 다양합니다. 정신과 신체 증상을 포함해 개별 증상이 200가지가 넘고 가임기 여성의 75퍼센트가 이 가운데 한두 가지 이상의 증상을 경험한다고 알려져 있습니다.

국제질병분류International Classification of Disease(ICD-10)에서는 월경전증후군 증상 가운데 일곱 가지를 주요 증상으로 규정하고, 이 중 한 가지 이상이 황체기에 나타날 때 월경전증후군으로 진단하고 있습니다. 이는 진단과 치료뿐 아니라 자가진단에도 참고할 수 있습니다. 대표 증상 일곱 가지는 다음과 같습니다.

경미한 심리적 불안minor psychological discomfort

더부룩함bloating

체중 증가weight gain

유방압통breast tenderness

근육통muscular tension or aches

집중력 저하poor concentration

식욕 변화change in appetite

100명 여자의 몸은 100가지 이유로 다 다르다

월경전증후군은 "원인은 모르고 치료법은 없다"는 것이
학계 정설이지만 실은 원인과 증상이 너무 다양해 하나의 실
로 다 꿸 수 없을 뿐입니다. 모든 여자의 몸은 제각각의 이유
로 다 다릅니다. 한 사람 한 사람의 몸이 거쳐 온 역사가 제각
기 다른 오늘의 증상으로 나타나는 것이지요. 그런 의미에서
어찌 보면 월경전증후군은 각기 다른 여자 몸을 가장 잘 반
영하는 셈입니다.

누구에게나 꼭 맞는 마스터키 같은 치료법이 없어도 괜

찮습니다. 각자의 어제와 오늘을 종합해 그들만의 원인, 그들만의 증상, 그들만의 해법을 찾아낼 수 있다면 그걸로 충분하지 않을까요?

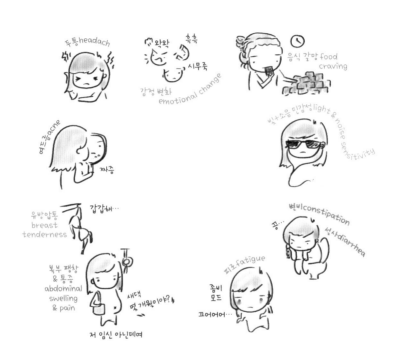

⇒ 월경전증후군의 증상은 수백 가지입니다.
그중 몇 가지를 겪고 있나요?

3

월경전증후군 증상에 따른
맨투맨 해법

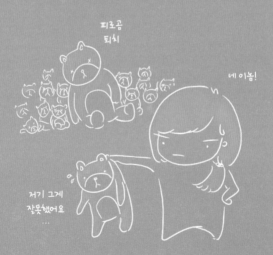

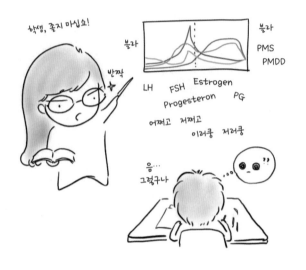

➡ 아프고 싶어서 아픈 것도 아니고 내가 잘못해서 그런 건
더더욱 아니라고 말해야 했지만 그때는 그러지 못했습니다.

호르몬에 놀아나는 내 몸

20대 중반, 대학 졸업과 함께 일을 시작한 저는 한 달 중 절반은 월경전증후군에 시달렸습니다. 배란기가 되면 몸이 무겁고 다리는 퉁퉁 붓고 속은 메슥거리고 아랫배는 무지근하게 아파와 드러눕고 싶었지요. 괜스레 짜증이 솟고 눈물이 핑 돌았다가 잠결에 배가 아파 식은땀을 흘리며 깨기도 했습니다. 당시 남자친구(현재의 남편)는 저를 보고 왜 한 달에 절반은 아프냐고 했습니다. 서럽더군요. 아프고 싶어서 아픈 것도 아니고 나도 언제나 이런 것은 아니며, 내가 잘못해서 그런 건 더더욱 아니라고 말해야 했지만 그때는 그러지 못했습니다. '호르몬에 놀아나는 내 몸'을 두고 근거를 대며 이야기할 수 있게 된 것은 조금 더 뒤의 일이었으니까요.

제가 '여자의 삶의 질'을 생각하게 된 계기 또한 그처럼 지독하게 겪은 월경전증후군에 있습니다. 이 경험은 저만의 것은 아니었습니다. 서른을 넘긴 뒤 생리 전이면 배가 빵빵하게 불러와 포대자루 같은 원피스밖에 못 입는다는 직장 동료, 다달이 사나흘은 지독한 편두통에 시달린다는 학교 후배, 배란기가 되면 폭식과 우울을 교차 반복하다 살만 쪘다는 절친한 친구의 사연은 하나같이 눈물 없이 듣기 힘든 것이지만 그 고통은 대개 "생리 중이냐"는 무심한 핀잔 속에 묻혀버렸지요. 지금은 말할 수 있습니다. 여자가 감당해야 하는 월경 전후 호르몬의 영향은 생각보다 크고 다양하다는 것을요.

수백 가지에 달하는 다양한 증상 가운데 국제질병분류에서 제시한 대표 증상별 해법을 찾아보겠습니다. 피임약 복용 등 호르몬이나 향정신제를 이용한 약물치료와 수술요법은 차후(또는 최후) 선택지이므로 여기서는 언급하지 않겠습니다.

대표 증상별 해법:
① 경미한 심리적 불안과 집중력 저하

진단

미 정신과학회APA, American Psychiatric Association에서는 월경전 증후군으로 나타나는 경미한 심리적 불안을 월경전불쾌장애

PMDD, pre-menstrual dysphoric disorder(severe PSM)라 정의하고 DSM-5(정신질환 진단 및 통계 매뉴얼)를 통해 주요 증상 열한 가지를 제시했습니다. 몇 가지나 해당하는지 한번 체크해볼까요?

① 갑자기 슬퍼지거나 눈물이 나고 극도로 예민해지거나 분노에 휩싸인다.

② 분노 감정이 생기거나 극도로 예민한 상태가 지속된다.

③ 모든 일을 걱정하고 긴장이 증가한다.

④ 우울하고 도움받을 곳이 없는 것처럼 느껴진다.

⑤ 일상생활에 관심이 없어진다.

⑥ 쉽게 피로해지거나 의욕이 떨어진다.

⑦ 집중력이 감소한다.

⑧ 식욕 변화가 생겨 많이 먹거나 굶는다.

⑨ 수면이 너무 늘거나 줄어든다.

⑩ 자기 자신을 전혀 조절할 수 없는 것처럼 느껴진다.

⑪ 유방통, 두통, 부종, 관절통, 체중 증가 등이 생긴다.

위 증상 중 적어도 다섯 가지 이상(그중 한 가지는 ①~④ 중 하나여야 합니다)이 황체기(배란 이후 월경 이전)에 반복해서 나타나 일상생활과 인간관계에 문제가 생길 정도로 심각하다면, 그리고 월경전증후군 이외의 다른 정신과질환이 없다면 미 정신과학회는 당신을 월경전불쾌장애로 진단할 겁니다. 한편으로 이는 수많은 증상 중 따로 떼어내 진단할 만큼 월경전증후군에서 정신 증상이 차지하는 비중이 크다는 것을 의미합니다.

이럴 때는 가만히 앉아 명상이라도 해야 할 것 같지만 짜증이 나거나 집중력이 떨어지면 명상하기도 어렵습니다. 잠을 자도, 쇼핑을 해도 나아지지 않습니다. 그렇다면 어떻게 해야 할까요? 해법은 몸의 긴장을 푸는 데 있습니다.

해법

활기차게 걷기

기분이 우울하거나 권태감을 느낄 때는 어슬렁어슬렁 걷기보다 큰 보폭으로 빠르고 힘차게 걷는 것이 좋습니다. 발바닥에 규칙적으로 자극을 주면 뇌 혈류가 늘어나 머리가 맑아지고 두뇌 회전에 도움을 줍니다. 큰 보폭으로 걷는 동작은 골반 내 혈류를 늘려 자궁 긴장도 풀어줍니다.

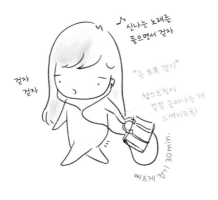

신나는 노래를 들으면서 걷자

"글 붓폭 걷기"

햄스트링이 꿈꿈 늘어나는 게 느껴지도록!

걷자 걷자

빠르게 걷기 / 30min.

⇨ 활기차게 걷기

100미터 전속력 달리기 또는 계단 단숨에 뛰어오르기

머릿속의 복잡한 생각을 날려버리고 싶다면 숨이 찰 때까지 전력 질주해보세요. 짧은 거리라도 괜찮습니다. 걷기가 시간을 들여 인체에 가벼운 스트레스 자극을 준다면 약간 땀이 나고 헉헉 소리가 날 정도의 운동은 단시간에 비슷한 효과가 있습니다. 인체에는 몸의 긴장과 이완을 조절하는 자율신경 균형이 존재하기 때문에 스트레스를 받아 긴장한 상태를 이완하려는 부교감신경이 작용합니다. 결국 몸을 이완하는 과정에 정신 긴장도 함께 풀리는 거지요. 우울하거나 무기력할 때(부교감신경항진)도 예민하고 긴장할 때(교감신경항진)

도 두루 먹히는 방법입니다.

잠들기 전 따뜻한 물로 반신욕하기

사람을 휴대전화에 비유하면 숙면은 '급속충전' 상태입니다. 반대로 숙면을 취하지 못한 몸은 충전이 덜된 배터리와 마찬가지로 이유 없이 고단하고 피곤하지요. 반신욕으로 몸의 긴장을 충분히 풀어준 다음 잠을 청하면 숙면에 좋고 이는 하루 종일 활동한 뇌를 쉬게 하는 효과도 있습니다. 반신욕이 여의치 않다면 족욕도 좋습니다. 이때는 발목만 담그지 말고 종아리 절반 정도까지 충분히 물에 잠기도록 해주세요.

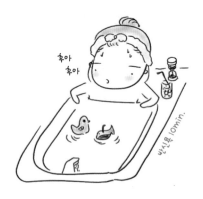

⇨ 따뜻한 물로 반신욕하기

골반과 하체 근육 스트레칭

하체 근육을 주기적으로 풀어주는 것만으로도 골반과 척추 긴장이 풀리고 몸의 순환을 개선할 수 있습니다. 하체에는 인체 근육의 70퍼센트가 몰려 있기 때문에 골반과 하체 근육을 스트레칭할 경우 몸의 긴장이 풀리고 뇌혈류도 좋아져 정신 긴장이 해소되는 경우가 많습니다.

집에서 간단하게 할 수 있는 스트레칭 세 가지를 소개합니다. 걷기운동과 병행하면 더 좋습니다.

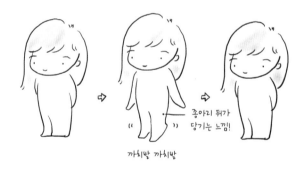

까치발 까치발

종아리 뒤가
당기는 느낌!

⇨ ① 종아리 앞뒤 근육을 간단하게 풀기:
두 발을 바닥에 대고 선 자세로 앞꿈치만 이용해 까치발로 섰다가
다시 뒤꿈치만 닿도록 서는 동작을 반복합니다.

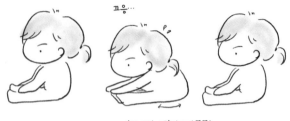

끄응…

햄스트링이 당겨지게 쭉쭉!

⇨ ② 허리와 엉덩이, 허벅지 뒤쪽 근육인 햄스트링 이완하기:
바닥에 엉덩이를 대고 다리를 앞으로 쭉 편 다음 허리를 곧게 펴고 앉아
가슴이 무릎에 닿도록 허리를 숙입니다.

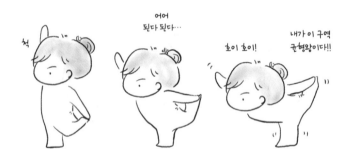

어어 된다 된다…

호이 호이!

내가 이 구역 균형왕이다!!

⇨ ③ 허벅지 앞쪽과 무릎 앞쪽 근육 이완:
바르게 서서 한쪽 다리로 지탱하고 다른 쪽 발을 손으로 잡고
뒤쪽으로 쭉 당겨줍니다. 요가의 '서서 활 자세'입니다.

단백질은 늘리고 카페인은 줄이기

육류 단백질에 들어 있는 아미노산의 일종인 페닐알라닌은 도파민과 엔도르핀을 만들도록 도와주는데 체내에서 합성되지 않아 반드시 식품으로 섭취해야 합니다. 더불어 소고기는 철분과 아연이 풍부해 빈혈을 방지하고, 양질의 단백질과 비타민 B군이 풍부한 돼지고기는 피로해소에 도움을 줍니다. 반면 카페인은 교감신경을 항진시켜 정신을 예민하게 하고 부종도 더 심해지게 만들기 때문에 좋지 않습니다. 중독성이 있어서 한 번에 중단하기 어려울 수 있으니 마시는 양과 빈도를 서서히 줄여가는 것이 좋습니다. 카페인이 많은 커피·홍차·녹차 대신 캐모마일·페퍼민트·루이보스 같은 허브티를 권합니다.

혈자리 눌러주기

한의학에서는 몸이 움직이고 활동하기 위해 필요한 에너지를 기氣라고 합니다. 기가 흘러가는 경로를 경락經絡, 각 경락마다 기 흐름이 고여 머무는 곳을 혈穴이라고 하지요.

우리 몸의 각 혈자리가 속한 경락은 오장육부와 연결되어 기능합니다. 따라서 혈자리에 침을 놓거나 그곳을 지압할 경우 해당 장기에 신호를 보내 그 장기가 우리 몸에서 하는 역할을 긍정적으로 촉진하지요. 예를 들어 위장 경락에 속한 혈자리를 자극하면 직접 위를 자극하지 않아도 소화불량을 해소하는 효과가 있습니다. 혈자리를 뭉툭한 펜 뚜껑 혹은 손톱 끝으로 꾹꾹 눌러 자극하거나 핫팩으로 따뜻하게 해주어도 좋습니다.

양릉천陽陵泉은 무릎 관절 바깥쪽에서 관절 아랫부분 경골(정강이 뼈)의 머리가 만져지는 곳 바로 아래에 있습니다. 이곳을 자극하면 근육의 긴장을 풀어주고 스트레스를 조절하는 데 도움이 됩니다.

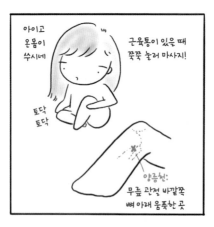

⇨ 양릉천

백회(49쪽 그림 참고)를 지압하면 정신을 맑게 해주는 효과가 있습니다. 백회 주변을 전체적으로 자극해주는 것도 좋습니다.

대표 증상별 해법: ② 더부룩함

증상

월경전증후군 중 가장 괴로운 증상으로 더부룩함을 꼽는 사람이 많습니다. 이 시기에는 속이 울렁거리거나 메슥거리고 체한 것처럼 더부룩한 증상이 잦아집니다. 변비가 생겼다가 갑자기 설사가 나기도 하지요.

황체기에 에스트로겐이 과잉 분비되어 프로게스테론보다 상대적으로 농도가 높아지면 몸에서 수분이 빠져나가지 못하도록 붙잡아두는 역할을 합니다. 이 때문에 장 점막이 붓고 장 운동성이 떨어지면서 연동운동이 잘 이뤄지지 않아 소화에 어려움을 겪습니다. 위의 연동운동이 잘 되지 않을 경우 더부룩하고 체한 것처럼 느껴지고, 장운동이 원활치 않으면 변비가 오고 숙변이 남습니다.

장내 숙변은 몸속에서 독소로 변해 순환을 방해합니다. 그 결과 턱 부근에 여드름이 올라오거나 다크서클이 내려와 안색을 나쁘게 만들기도 하지요. 더부룩한 증상을 줄이려면 먼저 변비를 해소해야 합니다.

해법

소화기능 돕는 음식 섭취하기

섬유질이 풍부한 채소나 통곡물은 소화관의 연동운동을 촉진합니다. 변을 부드럽게 만들어주는 식물성 지질(기름) 성분이 풍부한 견과류도 변비 해소에 도움을 줍니다. 토하고 싶거나 메슥거리는 느낌이 든다면 위 기능에 문제가 있을 수도 있습니다. 이럴 때는 생강차가 도움을 줍니다. 생강은 한의학에서 위의 소화 작용을 돕고 속이 메슥거리거나 토하는 증세에 가장 좋은 약재로 꼽힙니다.

잠들기 전 바람 빼기 자세 열 번씩 하기

누운 채로 양쪽 무릎을 번갈아 가슴으로 끌어당겨 안는

'바람 빼기 자세'를 해보세요. 장을 자극해 변비 해소에 도움을 줍니다. 저녁에 잠들기 전이나 아침에 침대에서 일어나기 전에 양쪽 다리당 각각 열 번씩 해보세요. 이 동작을 할 때는 배에 힘을 주고 허벅지 뒤쪽 근육인 햄스트링에 자극이 갈 만큼 강도를 가하는 것이 중요합니다.

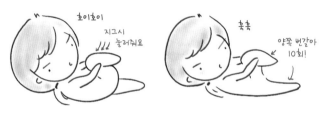

호이호이
지그시
눌러줘요

훅훅
양쪽 번갈아
10회!

⇨ 바람 빼기 자세

혈자리 눌러주기

무릎 아래 종아리 바깥쪽 근육 사이에 있는 혈자리인 족삼리足三里는 위와 직접 연결된 대표적 혈자리입니다. 더부룩하고 체했을 때 좋고, 장염에 걸렸거나 여러 가지 이유로 배가 아플 때도 꾹꾹 눌러주면 좋습니다.

내관內關은 손목 안쪽으로 손목관절보다 손가락 네 개 폭만큼 올라간 곳의 가는 두 개 뼈 사이에 있는 혈자리입니다. 지그시 눌러주면 속이 메슥거리고 토할 것 같은 증상을 완화

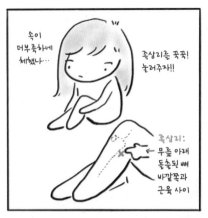

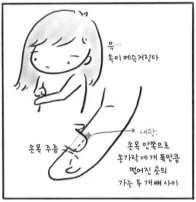

⇨ 족삼리(위), 내관(아래)

할 수 있습니다. 내관 지압은 한의학에서뿐 아니라 항암치료나 각종 수술 후유증으로 발생하는 오심과 구토에 약물치료 대체요법으로 널리 쓰이고 있습니다.

대표 증상별 해법: ③ 체중 증가와 식욕 변화

증상

체중 증가와 식욕 변화는 가장 흔한 월경전증후군 증상 중 하나입니다. 평소 단것을 좋아하지 않는 사람도 이 시기가 오면 각종 디저트나 군것질거리 같은 단맛이 당기는 경우가 흔한데, 이는 월경 전 몸이 받는 스트레스에 보상하는 작용이라는 것이 거의 정설입니다. 몸에 들어온 단당류는 행복 호르몬이라 불리는 세로토닌 분비를 일시적으로 돕거든요. 하지만 단당류를 많이 먹을수록 몸은 수분을 밖으로 내보내지 않으려는 경향을 보이기 때문에 부종이 심해집니다.

더구나 몸속에 염분과 수분을 저장하는 경향이 있는 에스트로겐의 농도가 높아지면서 세포 사이사이에 수분을 붙잡아두는데 이 때문에 부종이 더 심해집니다. 월경 전에 식욕이 좋아져 실제 살이 찌는 경우도 있지만 일시적으로 체중이 늘어나는 건 몸에서 채 빠져나가지 못한 수분 때문이지요. 부종이 있으면 몸이 물에 푹 젖은 솜처럼 무거워집니다.

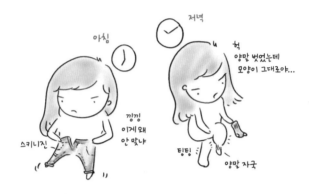

⇨ 다리를 손가락으로 꾹 눌러 자국이 남으면 부종이라 볼 수 있습니다.

해법

부종의 삼합, '단짠씁쏠' 줄이기

붓는 것을 막으려면 식습관이 중요합니다. 달게 먹는 것만큼이나 짜게 먹는 것도 부종에 좋지 않습니다. 여기에다 카페인 음료를 마시면 이뇨 작용이 일어나는데 몸 어딘가에

시 물이 빠져나갈 경우 붓는 증상은 오히려 악화됩니다.

이를 종합하면 월경전증후군의 부종에 가장 좋지 않은 식습관은 맵고 짜고 자극적인 식사를 한 뒤 달달한 디저트를 먹으면서 진한 아메리카노를 곁들이는 것이지요. '단짠쓸쓸' 조합은 기분전환에 최고지만 월경 전에 잘 붓는 사람에게는 부종의 삼합이자 피로곰을 3배로 불리는 일입니다.

이 시기에는 식성과 식욕이 변하면서 혀가 자극적인 맛을 원하는데 이때 단맛(당질)이나 짠맛(염분) 대신 신맛으로 자극적인 맛 욕구를 어느 정도 충족할 수 있습니다. 새콤한 맛은 혀에 자극을 주면서도 입맛은 오히려 떨어뜨리고 소화는 돕습니다. '단짠단짠' 대신 레몬주스와 감식초 등 새콤한 음료나 오일 앤 비니거 소스를 팍팍 뿌린 샐러드를 먹어보세요.

혈자리 눌러주기

무릎의 구부러지는 오목한 안쪽 부분의 혈자리 음곡陰谷은 신장에 영향을 주는 경락에 속하는 혈자리로 이곳을 누르거나 자극하면 신장 기능을 도와 부종을 해소하는 효과가 있습니다. 삼음교(54쪽 그림 참고)를 누르거나 자극하면 하체 혈류와 림프액 순환을 개선해 다리가 덜 붓도록 도와줍니다.

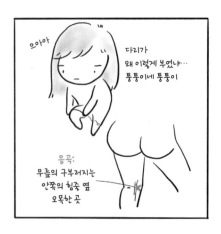

⇨ 음곡

대표 증상별 해법: ④ 유방압통과 근육통

증상

유방압통은 가슴이 부풀어 올라 커지고 무거워져 누르면
아픈 증상입니다. 월경 전 가장 흔히 겪는 증상이기도 해요.
에스트로겐이나 젖 분비 호르몬인 프로락틴이 과다 분비되
어 통증을 일으킨다는 연구도 있고, 카페인을 과잉 섭취하거

나 스트레스가 심할 때 악화하는 경향이 있다고 합니다. 어디 가슴뿐인가요. 마치 월경통처럼 허리나 골반, 복부에 통증이 생기기도 하고 몸살이 나듯 어깨나 허리 등 관절 주위에 근육통이 생기기도 합니다. 부위가 어디든 통증이 심할 때는 진통제 복용이 가장 빠른 해법이지만 생활습관을 조금만 바꾸면 약에 의존하지 않는 지속 가능한 해법을 찾을 수 있습니다.

해법

체온을 따뜻하게 유지하기

몸을 따뜻하게 해줄 경우 통증은 대부분 어느 정도 완화됩니다. 체온이 오르면 혈관이 확장되어 혈액순환에 좋은 환경이 만들어지거든요. '엄마 손이 약손'이란 말이 있는 것도 따뜻한 손으로 배를 문질러주면 체온 전달로 복부 온도가 올라가 장운동이 원활해지기 때문이에요. 근육이 뭉쳐 쥐가 나거나 통증이 일어날 때도 아픈 부위를 따뜻하게 해주면 경직된 근육을 부드럽게 풀어줄 수 있습니다. 등산을 다녀와 목욕탕에 가면 근육 피로가 쫙 하고 풀리는 건 그래서지요. 아픈 부위에 핫팩을 붙이고 다니거나 수시로 찜질을 해주는 것도 좋습니다.

체온이 떨어지지 않도록 관리하는 것도 중요합니다. 좋은 방법 중 하나는 체열이 빠져나가는 길목을 막는 것입니다. 목, 발목, 손목, 허리를 따뜻하게 해주는 것만으로도 몸의 온기를 효과적으로 보존할 수 있지요. "배 내놓지 마라", "양말 좀 신고 다녀라" 하는 엄마의 잔소리는 몸을 따뜻하게 해야 건강을 지킬 수 있음을 아는 인생 선배의 충고입니다.

식습관 조절하기

가지, 토마토, 감자, 피망, 고추 등 가짓과 채소에는 몸을 차게 만드는 성분이 있습니다. 또 알칼로이드 성분이 들어 있어 관절통이 악화될 수 있어요. 비타민 B1(티아민thiamin, 하루 100밀리그램)과 마그네슘(하루 200~400밀리그램)을 복용할 경우 월경통과 유사한 복부 통증을 완화할 수 있다는 연구 결과가 있습니다. 유방압통에는 달맞이꽃 종자유EPO, evening primrose oil가 효과적이라는 연구도 있지요. 다만 효능을 완전히 검증한 것은 아니니 통증이 심한 경우 의사와 상담해 정확한 진단을 받는 것이 좋습니다.

생활습관 교정만으로 충분치 않을 때

월경전증후군의 원인은 다양합니다. 생활습관을 바꾸는 것만으로 증상이 호전되지 않을 때는 자궁질환이 있는지 확인해볼 필요가 있습니다. 대개는 자궁에 직접적인 원인이 없지만 근종 혹은 선근증이 있거나 자궁내막증이 있으면 특징적인 증상이 나타나니까요. 유난히 아랫배가 나오거나 복부 팽만감이 심할 때, 소변을 참기 어렵거나 월경량이 갑자기 늘어났을 때는 자궁근종일 가능성이 있습니다. 심한 월경통을 동반한다면 자궁선근증을, 골반통이나 성교통이 심하면 자궁내막증을 의심해볼 수 있습니다. 자궁질환은 산부인과에서 초음파 검진으로 확인할 수 있습니다.

한의학에서는 월경전증후군 치료에 한약 복용을 권장하기도 합니다. 한약은 개개인의 체질, 체력, 증상에 따라 처방이 나뉘는데 단순히 증상에 대처하는 약이 아니라 부족한 것은 보충하고 불필요한 것은 제거함으로써 근본 치료에 중점을 둡니다. 이를 부정扶正(면역력을 끌어올림)과 거사祛邪(나쁜 것을 제거함)라고 표현하지요. 몸이 약할 때는 면역을 끌어올리고 부족한 것을 보충하는 처방 중에서, 체력이 받쳐줄 때는 나쁜 것을 제거하는 처방 중에서 체질에 맞는 것을 고릅니다. 그중 다음 세 가지 처방이 많이 쓰입니다.

대표적인 체질별 처방

계지복령환

계지와 복령을 비롯한 다섯 가지 생약으로 이뤄집니다. 몸속 어혈을 제거해 밖으로 배출해주지요. 체력이 어느 정도 받쳐주는 사람에 한해 자궁근종이나 자궁내막에 염증이 있는 경우 많이 사용하는 약으로 혀가 붉고 진하거나 하복부에 압통이 있는 사람에게 좋습니다. 어혈을 제거하는 여러 가지 약 중에서도 부작용이 적어서 오랜 기간 복용해도 몸에 무리가 가지 않습니다. 월경과 관련해 불편한 증상이 있을 경우 환으로 만들어 수시로 먹어도 좋습니다.

당귀작약산

당귀와 작약을 비롯해 여섯 가지 생약으로 이뤄집니다. 체력이 약하고 면역이 떨어진 사람이 손발과 아랫배가 차가운 경우, 빈혈이 있는 경우, 가슴이 두근거리거나 팔다리에 힘이 없는 경우에 사용합니다. 봄의 긴장을 풀어주고 혈액을 보충해주면서 독성이 없는 약재로 구성되어 있어 월경 관련 증상뿐 아니라 임신 중에 복통이 있거나 배가 당길 때도 쓰입니다.

도핵승기탕

계지와 도인(복숭아씨)을 비롯한 다섯 가지 생약으로 구성한 한약 처방입니다. 월경전증후군 중 변비를 동반한 두통, 어지러움, 불면증 등에 시달릴 때 효과가 좋습니다. 요통이나 치질이 함께 나타나는 경우에도 적극 쓸 수 있습니다. 계지복령환과 같이 어혈을 제거해주지만 계지복령환보다 제거 효능이 다소 강해 체력이 약한 경우에는 쓰지 않습니다.

관찰하고 귀 기울이고 점검하고 바꾸자

월경전증후군을 만드는 건 호르몬 불균형인지도 모르지만 실제로 사람마다 달리 나타나는 증상은 그 사람이 원래 갖고 있던 약한 부분을 반영합니다. 병을 앓는 사람의 몸을 들여다보는 것은 매우 중요합니다. 한의학은 질병보다 질병에 걸린 사람에게 더 관심을 보이는 학문이거든요. 감기의 실제 원인은 바이러스지만 진짜 원인은 면역이 떨어졌기 때문임을 누구나 알고 있듯 말입니다.

월경 전에 이유도 알지 못한 채 한 달의 절반 동안 몸과 마음의 고통을 겪었다면 이제 그 고통의 이름을 불러주세요. 그리고 내 증상을 관찰하며 지금 몸이 내게 어떤 말을 하고 있는지 귀 기울이기 바랍니다. 소화가 안 된다면 체질상 소화기가 약할 수 있습니다. 허리가 아프다면 운동이 부족하지 않은지 돌아보세요. 식욕이 폭발한다면 평소 탄수화물 중독이 있지 않은지 식습관을 점검하세요. 우울하고 불안하다면 내게 스트레스를 주는 요인이 무엇인지 생각해야 해요. 진짜 중요한 것은 질환이 아니라 내 몸을 알아가는 그 과정입니다.

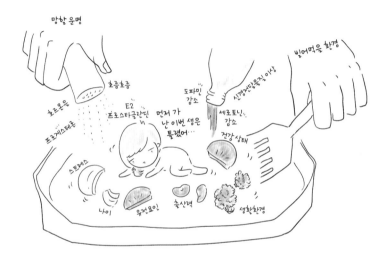

⇒ 이번 생엔 망했다 생각하지 말고 열심히 치료해봅시다.
행동이 변하면 몸도 변할 수 있습니다.

월경전증후군 증상에 따른 맨투맨 해법

4

월경불순:
호르몬과 주기에 지배당하는 몸

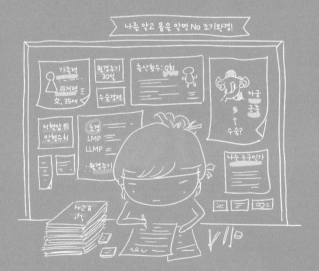

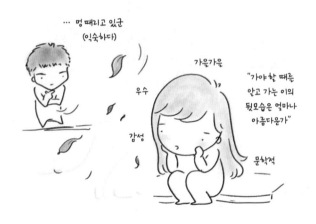

⇨ 학교 다닐 때는 저도 꽤 문학소녀였습니다만,
져야 할 때를 알고 지는 낙엽의 아름다움은 지금 더 잘 알죠.

월경불순, 내 몸 어딘가 균형이 깨졌다는 신호

자연의 흐름에는 거스를 수 없는 '때'가 존재합니다. 해가 지면 밤이 찾아오는 것처럼, 어제가 가면 오늘에 이어 내일이 오는 것처럼, 얼음이 녹으면 어김없이 개구리가 뛰어오르는 것처럼, 꽃이 피면 열매가 열리고 씨를 심은 자리에서 싹이 돋는 것처럼 말입니다. 때를 맞추는 것은 자연의 섭리이자 우주의 리듬입니다. 우리는 가차 없이 조화로운 그 리듬 속에서 살아가는 거지요.

여자는 일생 동안 '때'의 주기에 지배당합니다. 가슴이 봉긋하게 솟아올라 몸에 곡선이 생기고 털이 자라며 초경을 기점으로 매달 제때 일어날 일이 발생하는 리듬 속에서 수십 년을 살아가야 하니까요. 언젠가 월경을 마무리하는 때도 약속처럼 다가오고 그때 그것을 잘 마무리하는 것 또한 리드미컬한 흐름에 속하는 일입니다.

와야 할 때 오고 가야 할 때 가는 것, 이 단순함이야말로 가장 강력한 자연스러움입니다. 몸에 관한 한 이 자연스러움은 곧 건강함이고 때를 맞추지 못하는 것은 가장 기본적인 병의 원인이 됩니다.

월경불순: 호르몬과 주기에 지배당하는 몸

규칙적인 월경은 가임기 여성이 가장 손쉽게 확인할 수 있는 건강 척도입니다. 많은 사람이 불규칙한 월경 때문에 저를 찾아옵니다. "한 달에 두 번째 월경을 하고 있어요", "두 달째 월경을 하지 않고 있어요", "지난해에 월경을 총 네 번밖에 하지 않았어요", "지난주에 월경이 끝났는데 이번 주에 또 월경을 해요" 등 걱정하고 불안해하는 모습은 비슷합니다. 불규칙한 월경주기는 내 몸 어딘가에서 균형이 깨졌다는 신호거든요.

규칙적인 월경: 핵심은 배란

월경주기는 보통 28일을 기준으로 합니다. 개인차는 있지만 대부분 월경주기는 21일보다는 길고 42일보다는 짧습니다. 지난 월경과 다가올 월경 사이에는 배란이 있습니다. 엄밀히 말하면 월경과 월경 사이에 배란이 있는 게 아니라 배란하고 나서 2주가 지나면 다음 월경이 시작되는 거지요.

핵심은 배란입니다. 우리는 월경이라는 질 출혈로 호르몬의 영향을 인식하지만 사실 배란이 제때 잘 이뤄지는지가 가장 중요합니다. 월경은 배란 이후 정해진 호르몬 신호에 따라, 착상을 위해 부푼 자궁내막이 임신이 되지 않을 경우 몸 밖으로 배출되는 결과입니다.

월경주기를 지배하는 것은 배란을 중심으로 전후에 일어나는 난포 상태 변화와 배란 이후 난포(황체)에서 분비하는 호르몬 작용입니다. 배란을 기준으로 월경주기를 나누면 다음과 같습니다.

난포기	배란기	황체기
월경 시작 ~ 배란 전까지		배란 직후부터 다음 월경 시작 전까지

우리가 겪는 '월경기'는 난포기 초반의 일부에 속합니다. 난포기와 황체기 사이에는 짧은 배란기가 존재하고 이때를 기점으로 여자 몸은 전혀 다른 리듬 속으로 들어갑니다. 사람마다 월경주기는 천차만별이지만 황체기는 대개 14일로 거의 일정합니다. 임신 준비 과정에서 배란일을 예측할 때 다음 월경 예정일로부터 2주 전이라고 역으로 계산하는 것도 이 때문이지요. 실제로 황체기가 짧아지는 '황체기 결함'도 있지만 보통의 경우 월경주기가 달라졌다면 배란되기까

지의 기간인 난포기 기간이 변했을 가능성이 큽니다.

배란과 월경에서 가장 중요한 것은 규칙성과 시기입니다. 월경주기는 너무 짧아도, 너무 길어도 문제입니다. 너무 짧으면 배란 이후 황체기가 짧아져 자궁내막이 충분히 부풀지 않을 가능성이 있고 잦은 출혈로 빈혈에 더 쉽게 노출될 수 있습니다. 주기가 너무 길면 배란을 일으키는 호르몬 신호가 약해졌을 수 있습니다. 또 자궁내막이 계속 증식만 하고 탈락하지 않아 월경량이 많아지거나 자궁내막증식증이 올 수 있습니다. 주기가 들쭉날쭉한 것은 배란 신호가 불규칙한 것이니 더 말할 것도 없이 좋지 않지요.

배란을 조종하는 호르몬 4중주

배란과 월경주기를 조절하는 네 가지 호르몬이 있습니다. 바이올린 소리가 커지면 플루트는 잠자코 다음 차례를 기다리듯, 격렬한 피아노 연주의 끝자락을 현악 사중주가 득달같이 이어가듯, 여성의 한 달 주기를 조작하는 호르몬들의 변주는 완벽한 균형으로 조율한 오케스트라입니다. 이 균형을 어떻게 조율하는지, 그 연주를 구성하는 각각의 악기가 어떤 소리를 내는지에 따라 배란과 월경주기가 결정되지요.

에스트로겐

에스트로겐은 배란 오케스트라에서 월경주기의 규칙성을 이끄는 제1바이올린 같은 호르몬입니다. 난포기와 황체기 전반에 걸쳐 분비되며 배란을 돕고 자궁내막을 유지합니다. 분자구조에 따라 에스트론estron, 에스트라디올estradiol, 에스트리올estriol이라는 세 가지 형태로 존재하는데 각자 하는 역할이 조금씩 다릅니다.

에스트로겐은 사춘기에 폭발적으로 증가해 유방 발달 같은 2차 성징을 만들고 임신과 출산을 가능하게 하며 성욕이 생기게 합니다. 그 밖에 피부를 개선하고 혈관을 튼튼하게 유지하며 골밀도를 높여 뼈를 강화하고 자궁과 질로 가는 혈류를 유지해 점막을 보호합니다. 또 콜레스테롤 수치를 낮추고 뇌에 작용해 기억력을 높여줍니다. 그런 반면 근육량 감소, 장 운동성 저하, 변비 등을 일으키기도 하지요. 여자가 남자보다 변비에 더 잘 걸리는 이유는 이 호르몬 때문이기도 합니다.

에스트로겐은 여자의 몸이 써야 할 에너지의 상당 부분을 자신의 활동을 위해 가져다 씁니다. 여자에게 없어서는 안 되지만 상대적으로 높은 비용을 지불하고 유지하는 호르몬이지요.

형태	성격
에스트론(E1)	에스트로겐 저장소이자 에스트라디올 증폭제. 난소 이외의 곳에서도 분비되며 완경 후에도 지속적으로 분비됩니다.
에스트라디올(E2)	흔히 에스트로겐의 역할로 알려진 대부분의 일을 담당. 완경기 이전 난소에서만 생성되며 이 호르몬이 줄어들면 갱년기 증상이 나타납니다.
에스트리올(E3)	전체 에스트로겐 중 60~80퍼센트를 차지. 임신 중에만 다량 생성되고 임신하지 않은 경우 감지하기 힘들 만큼 소량 분비됩니다.

표 2. 에스트로겐의 세 가지 형태

프로게스테론

에스트로겐이 월경기 전반에 작용한다면 프로게스테론은 황체기에 주로 활약하는 '황체호르몬'입니다. 에스트로겐과 함께 월경주기를 조절하는 것이 주된 역할이며, 배란기에 맞춰 자궁벽을 부풀게 하고 당분과 점액 분비량을 늘려 임신에 대비합니다. 임신에 성공하면 출산할 때까지 자궁 근육을 두껍게 만들어 착상을 유지하도록 돕는 것도 프로게스테론의 역할입니다.

프로게스테론은 식욕을 돋우고 특히 밤에 신경계 안정을 돕습니다. 에스트로겐이 몸속에 나트륨을 붙잡아두고 수분이 나가지 못하게 할 때 프로게스테론은 그 반대 작용으로 균형을 맞춥니다. 월경전증후군으로 부종이 심한 사람은 황체기에 프로게스테론이 에스트로겐보다 부족한 것이 원인일 수 있어요.

황체형성호르몬과 난포자극호르몬

에스트로겐, 프로게스테론과 함께 배란에 관여하는 대표적인 호르몬입니다. 그 역할은 이름 그대로입니다. 난포자극호르몬이 난포를 자극해 난자가 성숙하도록 도우면 황체형성호르몬이 급격히 분비되어 배란의 순간을 이끌어냅니다.

요즘에는 임신테스트기만큼이나 배란테스트기를 많이

사용합니다. 배란테스트기가 측정하는 호르몬이 바로 황체형성호르몬이지요. 난포자극호르몬과 황체형성호르몬은 둘 다 배란에서 중요한 역할을 하기 때문에 당연히 배란될 때 혈중 농도가 높지만 이 농도가 지나치게 높으면 상대적으로 난소 기능이 많이 떨어져 있음을 의미합니다. 배란을 일으키는 데 필요한 자극의 강도가 점점 세진다는 것은 배란이 그만큼 어려워졌다는 뜻이니까요. 완경 진단뿐 아니라 최근 늘어난 다낭성난소증후군을 진단할 때도 두 호르몬의 농도가 중요합니다.

"혹시 이러다 조기완경되는 거 아닐까요?"

조기완경은 의학상 만 40세 이전에 완경되는 것을 말합니다. 산부인과 관련 통계에 따르면 20대에는 1만 명 중 한 명, 30대에는 1,000명 중 한 명, 40대에는 100명 중 한 명이 조기완경을 경험한다고 합니다. 서울에 사는 40대 여성 인구를 약 80만 명으로 볼 때(2019년 통계청) 1퍼센트면 약 8,000명이지요. 이 수치는 점점 늘고 있습니다.

아직 한창 호르몬의 리듬 속에서 춤춰야 할 나이에 이른

고요를 맞이한 몸은 당황스럽습니다. 미처 준비하지 못한 채 맞이한 이별은 후폭풍도 거셉니다. 안면홍조, 정신장애, 수면장애 등 완경 때 겪는 갱년기 증상은 조기완경 때 강도가 훨씬 더 세다고 하지요. 장기적으로는 골다공증이나 심혈관 질환 위험에도 더 크게 노출됩니다.

조기완경은 앞으로 점점 더 주목해야 할 이슈입니다. 결혼하지 않는 여성, 결혼과 상관없이 아이를 낳지 않는 여성, 낳더라도 아주 늦게 한 명만 낳는 여성이 점점 늘어가고 있기 때문이지요. 임신과 출산, 수유 기간은 여자 몸에 공식 허용된 '배란 휴지기'입니다. 출산할 때마다 배란 호르몬 오케스트라에게 주어진 휴가는 수유를 아주 짧게 해도 거의 1년 정도입니다. 이때 여성의 난소와 자궁은 '임신을 준비하라'고 독촉하는 호르몬의 등쌀에서 벗어나 잠시나마 자유를 만끽합니다. 반대로 임신 기간이 없는 몸의 난소는 가임기 내내 휴가 없이 몰아쳐서 일하는 셈이지요.

태어날 때 이미 정해진 개수의 난자를 차례차례 준비해서 내놓는 것이 난소의 일이니 35년간 긴 마라톤을 완주하려면 지치는 것이 당연합니다. 더구나 난소 기능을 결정하는 것은 유전 요인만큼 후천 요인도 커서 참견하고 훈수를 두는

'환경'이 한두 가지가 아니에요. 점점 심해지는 스트레스, 일 때문에 흐트러진 생활 리듬, 1인 가구가 늘어나면서 생기는 영양 불균형, 반복된 다이어트와 비만 사이에서 깨져버린 체지방 균형까지 다양하지요.

진료를 하다 보면 "혹시 이러다 완경되는 거 아닐까요?"라고 걱정하는 사람을 많이 만납니다. 최근 다른 부서로 승진 발령을 받아 눈코 뜰 새 없이 바쁜 40대 초반의 싱글 직장인, 매일 운동하며 체지방률이 줄어드는 것을 삶의 낙으로 삼은 30대 후반의 주부, 밤낮 없이 중장거리 비행으로 하와이부터 북유럽까지 종횡무진으로 누비는 30대 중반의 승무원. 이들에게 어느 날 갑자기 찾아온 '월경 없는 몇 달'의 두려움은 큽니다. 자신의 몸에 관심이 많으면 많은 대로 적으면 적은 대로 불안과 죄책감에 시달리지요.

엄밀히 말하면 이들이 '진단 가능한 조기완경'일 확률은 높지 않습니다. 단기간 무월경은 원인을 해소하면 대부분 돌아오게 마련입니다. 그렇다고 방심할 수는 없습니다. 30대 중반 이후는 난소 노화가 촉진되는 시기고 이때 월경이 없다는 것은 분명 기분 좋은 신호는 아니기 때문입니다. 임신, 출산, 수유 때문이 아닌 모종의 스트레스 요인으로 생긴 무월

경은 몸이 보내는 강력한 구조 요청 신호입니다. 적극적인
대처가 필요하지요.

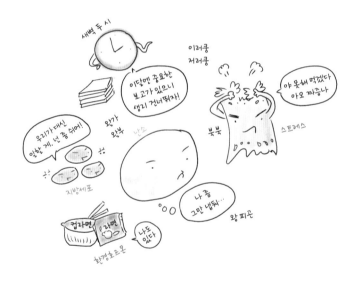

> 35년간 긴 마라톤을 완주하는 난소. 지치는 것이 당연합니다.
> 난소의 일에 참견하고 훈수를 두는 '환경'은 한두 가지가 아닙니다.

월경불순을 막는 네 가지 방어 전략

월경주기와 배란일 체크

월경주기가 무너지고 있다는 걸 알려면 먼저 평소 월경이 규칙적인지 파악해야 합니다. 월경주기 파악은 나의 건강 상태를 확인하는 기본입니다. 수백만 원짜리 건강검진 결과보다 의미심장할 때가 많지요.

규칙성, 주기, 기간, 월경량 이렇게 네 가지만 잘 확인해도 어지간한 변화는 바로 눈치챌 수 있습니다.

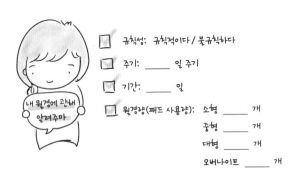

➡ 매달 월경이 끝나면 꼭 체크리스트에 기록해보세요.
내 몸에 대한 많은 것을 알려줍니다.

월경주기를 확인하는 것만큼이나 배란일을 파악하는 것도 중요합니다. 가장 간단한 방법은 기초체온을 확인해 기록해두는 것입니다. 매일 아침에 눈을 뜨자마자 활동을 시작하기 전 같은 부위 체온을 측정해 비교해봅니다. 체온을 다소 낮게 유지하는 시기(저온기)와 0.3~0.5도 높게 유지하는 시기(고온기)가 한 달 주기로 번갈아오면 건강하다고 볼 수 있습니다. 월경을 시작하면 저온기가 계속되다가 중간에 하루 유난히 기초체온이 떨어진 다음 고온기로 이어집니다. 체온이 떨어진 날이 바로 배란일입니다. 체온을 재서 기록하는 간단한 방법으로 난포기, 황체기, 배란기가 각각 정확한 리듬으로 흘러가고 있는지 파악할 수 있지요.

원래 규칙적이던 월경이 한 주기를 건너뛸 만큼 길어진다면, 특히 예전에 한 번도 그런 적이 없었다면 이 작은 위기 신호를 포착해야 합니다. 그것이 일시적인 일이면 다음 주기에 월경을 시작하겠지만 그 이후 적어도 세 번의 월경주기를 세심하게 관찰해야 합니다.

만약 세 번의 주기 동안 월경이 없으면 즉시 의료진과 상담하는 것이 좋습니다. 내가 미처 잡아내지 못한 내 몸의 경고를 전문가와 함께 파악해 치료에 적극 임하세요. 가장 먼저

잡아내야 하는 것은 여성호르몬 분비에 영향을 줄 수 있는 뇌나 다른 장기의 이상입니다. 확률은 낮지만 결정적 원인일 수 있거든요. 검사 결과, 특별한 질환이 없다면 내 몸의 목소리에 더 귀를 기울여야 합니다. 그 원인이 임신, 영양 부족, 스트레스, 급격한 체중 증감일 수도 있으니까요.

누구나 내 몸에 관해서는 가장 뛰어난 명탐정이 되어야 합니다. 작은 단서도 놓쳐서는 안 되고 범인은 반드시 밝혀내야 하지요. 조기완경을 걱정하기에 앞서 불규칙한 월경주기 원인을 먼저 찾아내야 합니다.

체지방 조절하기

50대 갱년기는 피해야만 하는 걸까요? 60대 고혈압은 단지 무서운 질병일까요? 50대 갱년기는 괴롭지만 갱년기가 없다면 만년에 여성암에 노출되기 쉽습니다. 60대 고혈압은 지나치면 문제가 되지만, 혈압이 낮으면 오히려 노화한 몸 구석구석까지 순환이 안 될 겁니다. 둘 다 극단적인 경우를 조심하되 '올 때 와야 하는' 것들 중 하나지요.

가임기 여성에게는 체지방이 딱 그런 존재입니다. 모두

가 체지방을 공공의 적으로 규정하지만 체지방이 극단적으로 없을 경우 무월경이 찾아옵니다. 지나치게 엄격한 식단 조절에 따른 식이장애가 무월경으로 이어지고 그 때문에 골다공증이 악화하는 것이지요. 반대로 체지방이 너무 많아도 무월경이 옵니다. 한 번쯤 들어봤음직한 다낭성난포승후군의 대표적인 증상이 비만과 무월경입니다.

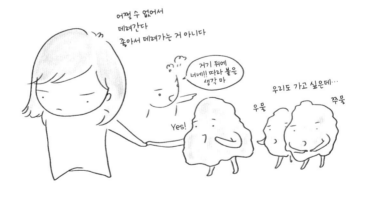

⇨ 체지방이 아무리 미워도 영영 헤어지진 마세요.
그렇다고 너무 많이 데려가지도 마세요.

체지방세포는 생식세포도 아니면서 에스트로겐을 분비하는 일종의 내분비기관으로 작동합니다. 이에 따라 너무 많아도 혹은 너무 적어도 문제가 되고 단기간에 체지방량이 급격하게 변해도 영향을 미칠 수 있지요. 비만을 방치하는 것도 문제지만 체지방률이 한 자릿수에 수렴하도록 지나치게 운동하는 것도 건강해지는 길이 아닌 셈입니다.

20대와는 달라진 몸을 위한 생활 리듬 점검

누군가가 그러더군요. 나이가 들었다는 증거 중 하나가 랩의 라임처럼 되풀이되는 "예전에는 (안) 그랬는데"라고요.

"예전에는 하룻밤쯤 새워도/소주 두 병쯤 마셔도/사흘 연속 야근해도/예전에는 (   ) 해도 정말 끄떡없었는데."

각자 예전의 내 모습을 괄호 안에 넣어보세요. 예전에는 그렇지 않았는데 지금은 그런 것, 예전에는 그랬는데 지금은 그렇지 않은 것은 내 몸이 변하고 있다는 증거입니다. 살아 있는 한 몸의 변화는 해가 지면 밤이 오는 것만큼이나 자연스러운 일입니다. 내 나이를 가장 건강하게 사는 방법은 과거의 내 체력을 맹신하지 않는 겁니다. 30대는 30대에 맞게, 40대는 40대에 맞게 하루하루 생활 리듬을 조정해야 합니다.

여자 몸도 마찬가지입니다. 불규칙한 월경은 지금 당신의 생활에 무리가 있다고 경고하는 신호입니다.

"예전에도 똑같이 지냈는데 괜찮았어요!"

이런 말을 하며 억울해할지도 모르지만 과거는 과거일 뿐입니다. 생활이 같아도 그걸 따라가는 내 몸은 똑같지 않답니다. 시간과 몸을 아끼지 않고 공격적으로 일한다면 업무가 몸에 무리가 되지는 않은지, 운동을 20대 때와 같은 강도로 한다면 근육과 관절에 무리가 없는지 확인해야 하죠.

시상하부를 지배하는 감정과 스트레스를 관찰한다

스트레스가 만병의 근원인 이유는 뇌를 지배하기 때문이에요. 월경주기를 조절하는 세 가지 기관축인 '시상하부-뇌하수체-난소' 중 시상하부는 정신적 충격이나 감정적 스트레스의 영향을 받습니다. 가까운 사람의 죽음을 경험한 여성, 재난 사고를 당한 여성에게 월경이 멈추거나 아직 시기가 아닌데 출혈이 비치는 일은 흔하게 나타납니다. 우울증에 따른 스트레스로 무월경이 오기도 하지요. 실제로 우울증을 치료하면서 무월경이 호전되는 경우도 많다고 합니다.

최근 갑자기 생활 패턴이 바뀌거나 환경 변화에 적응하느라 스트레스를 받지 않는지, 혹은 정신적으로 크게 충격을 받은 일은 없는지 돌아보세요. '아, 내가 그 일로 충격과 스트레스를 받아 몸에 변화가 생길 수 있겠구나' 하고 인식하는 것만으로도 도움이 된답니다. 문제의식을 갖는 것이야말로 문제해결의 첫 단추니까요.

스트레스를 받지 않는 성격은 없습니다. 사람들은 흔히 '나는 스트레스를 받지 않는다'고 생각함으로써 스트레스를

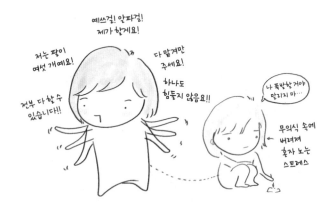

예쓰걸! 얄파걸!
제가 할게요!

저는 팔이
여섯 개예요!

다 맡겨만
주세요!

하나도
힘들지 않음요!!

전부 다 할 수
있습니다!!

나 폭받할 거야
맡기지 마…

무의식 속에
버려져
혼자 노는
스트레스

⇨ 스스로 인정하지 않고 버려둔 스트레스는 쌓이고 쌓이다
언젠가 폭발합니다. 미리 토닥토닥, 돌봐주세요.

받았다는 사실을 외면하곤 합니다. 모른척하는 것으로 스스로 상처로부터 방어하려는 것이지요. 스트레스를 스트레스라고 인정하는 것도 때로는 필요해요. 마음이 부정하는 동안 그 타격은 몸에 고스란히 쌓이고 있는지도 모르니까요.

월경불순과 스트레스

월경은 필연입니다. 귀찮고 싫어도 안고 가야 하는 숙명이지요. 월경과 30년 정도 부대끼면 미운 정 고운 정이 들어 오랜 시간 알아온 지기 같아집니다. 월경의 불규칙한 리듬은 건강의 적신호지만 특히 난소 노화가 일어나는 시기에 무월경이 이어질 경우 조기완경 걱정으로 대다수 여성이 스트레스를 받고 그 스트레스가 몸에 좋지 않은 영향을 미칩니다.

이 글은 월경불순, 무월경, 조기완경을 경험한 사람과 더불어 조기완경을 걱정하는 사람들을 위한 것입니다. 현재 내 몸 상태를 성실히 파악하고 내게 영향을 주는 외부요인을 예의주시하면, 하지 않아도 될 걱정에서 벗어날 수 있을 거예요.

5

수족냉증:
냉증과 열증 사이

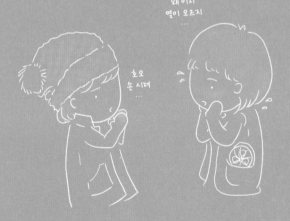

"너의 차가운 손을 내가 잡아줄게"

저와 다섯 살 터울인 큰언니는 어릴 때부터 유달리 손이 차가웠습니다. 여름이든 겨울이든 언니의 손은 사람의 손이 이렇게까지 차가울 수 있을까 싶을 정도로 늘 꽁꽁 얼어 있었습니다. 언니가 갑자기 등에 손을 쑥 집어넣거나 이불 속에서 차가운 발가락을 종아리에 갖다 댈 때면 깜짝 놀라 펄쩍 뛰어올랐지요.

손발이 차가운 언니를 두고 우리는 손발이 차가운 병이라는 뜻으로 '냉수족증'이라는 이름을 만들어 불렀습니다. 같은 증상을 일컫는 수족냉증手足冷症이라는 용어를 몰랐던 때지요. 손발이 시린 증상에 시달리는 것이 비단 큰언니뿐이 아니라는 것도 그땐 미처 알지 못했습니다.

반면 제 기억 속 엄마의 손은 항상 따뜻했습니다. 배탈이 나거나 월경통으로 데굴데굴 구르면 어김없이 엄마는 따뜻한 손으로 배를 문질러주었지요. 따뜻한 손에서 넘치는 온기가 얼음장 같이 찬 배 속으로 스며들면 신기하게도 통증이 가라앉았어요. 나중에 저도 큰언니처럼 손발이 차가워지고 나서야 왜 우리는 엄마의 따뜻한 손발을 닮지 않았을까 생각하곤 했지요.

제 차가운 손도 꽤 역사가 긴 편입니다. 겨울에 손으로 누군가를 만져야 할 일이 있으면 먼저 미안하다는 말부터 꺼내야 할 지경이었지요. 심지어 남편이 저와 사귀기 시작할 때 했던 프러포즈 멘트가 "너의 차가운 손을 내가 잡아줄게"였지요. 그의 손은 늘 따뜻했습니다. 가끔은 손이 어쩜 그렇게 따뜻하냐고 물어보기도 했는데 제가 우리 집 자매들의 손이 찬 이유를 몰랐듯 남편 역시 답을 알지 못했지요. 괜히 으스대며 마음이 따뜻한 사람이 손도 따뜻하다는 둥 근거 없는 이야기만 늘어놓았습니다.

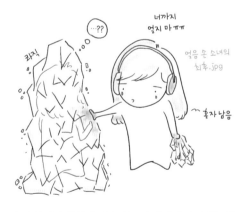

↪ 손발이 시린 증상에 시달리는 건 나만이 아니라는 걸
그땐 알지 못했습니다.

수족냉증: 냉증과 열증 사이

냉증: 남보다 유달리 손발이 차갑다면

제 연애담은 하나의 일화에 불과하지만 실제로 남자에 비해 여자가 수족냉증을 겪는 비율이 높습니다. 2002년과 2011년 〈대한한방부인과학회지〉에 실린 논문에 따르면 냉증을 경험하는 여자와 남자의 비율이 3:2 정도라고 합니다. 수족냉증은 서양 여성보다 동양 여성에게 더 많이 나타나는 증상이며 생애주기로는 20~30대와 출산 후 여성에게 주로 나타난다고 합니다. 한마디로 20~30대 동양 여성은 전 세계를 통틀어 높은 확률로 냉증에 시달리고 있다는 얘기입니다.

《동의보감》은 손발이 싸늘해지는 증상을 '궐厥'이라 정의합니다. 한의학에서는 같은 냉증이라도 차가운 기운이 피부 표면부터 얼마만큼 깊숙한 곳으로 들어갔는지에 따라 증상을 구분하고 병이 생긴 원리를 파악해 대처합니다. 잠시 찬바람을 쐬어 생긴 가벼운 오한과 콧물은 얕은 곳의 냉증이라 가볍게 땀을 내거나 몸을 훈훈하게 덥히는 정도로도 치료가 가능하지만 궐증은 상대적으로 아주 깊숙한 곳까지 차가워진 것으로 보았지요. '궐'에는 '다하다' 혹은 '소진하다'라는 뜻이 담겨 있어 손발이 찬 증상을 몸의 양기가 바닥난 상태와 연관해서 해석했습니다. 차가운 손발을 상당히 위중한 증상으로 보았다는 뜻이기도 하지요.

저도 손발이 좀 차갑다고 뭐가 대수일까 하고 생각했던 때가 있었습니다. 엄동설한에도 맨발에 플랫슈즈를 포기하지 못하던 시절도 있었지요. 손발이 차갑긴 해도 시리지는 않던 20대라서 가능했던 얘기입니다. 출산을 경험한 30대 후반의 몸으로는 어림없습니다. 겨울에 내복과 롱패딩 없이는 밖에 나갈 엄두도 나지 않고 맨발에 구두를 신은 남의 발만 봐도 내 발이 다 시려옵니다. 어쩌면 이제 20대의 불타는 젊음과 폭발하던 성장호르몬을 모두 소진했기 때문인지도 모르겠습니다.

여자의 차가운 손은 많은 것을 알려줍니다. 손과 발이 '항온'을 유지하지 못한다는 것은 몸의 말단까지 혈액순환이 원활하지 않다는 뜻입니다. 이는 곧 보이지 않는 몸의 다른 곳에도 순환이 원활하지 않을 수 있다는 의미이기도 합니다. 몸이 노란 신호등을 깜박이며 경고를 보낸다는 뜻이지요.

열증: 몸은 차가운데 얼굴이 화끈거린다면

이번에는 냉증의 반대인 열증을 이야기해보려고 합니다. 감기로 인한 미열, 밤새 열이 올라 울어대는 아기, 전염병에 걸린 사람의 위험한 고열은 우리가 흔히 보는 열증이지요. '열' 하면 대개는 염증반응으로 발생한 열을 가장 쉽게 떠올립니다. 이런 열은 체온계로 잴 수 있습니다. 해열제라는 직접적인 해결책도 우리 곁에 있지요.

하지만 세상에는 체온계로 잴 수 없는 열도 있습니다. 갑상선기능항진에 걸린 사람은 몸의 에너지 공장이 과하게 돌아서 몸 전체에 열감이 넘쳐납니다. 갱년기에 이르면 발은 찬데 얼굴만 화끈거리며 달아오르기도 하고 반대로 이유 없이 발바닥이 화끈거려 이불 바깥으로 발만 빼끔히 내놓고 잠들기도 하지요. 이런 열은 체온계로 잴 수 없는 열의 대표적인 유형입니다. 측정할 수는 없지만 스스로 느끼는 증상인 만큼 그 의미를 잘 알아두어야 합니다. 이는 때로 질병을 암시하고 몸의 기능 저하를 의미하는 건강의 적신호이기도 합니다.

스스로 덥거나 춥다고 느끼는 열과 체온계로 직접 측정할 수 있는 열은 분명 별개입니다. 열증의 진짜 의미는 둘 중 어느 한쪽만 파악하는 걸로는 부족합니다. 희한하게도 어떤 열증은 실제로는 냉증에 가깝고 어떤 냉증은 본질이 열증에 해당하기도 합니다. 그 때문에 한의학에서는 열을 진짜 열인 실열實熱과 가짜 열인 허열虛熱로 나눠서 보기도 하는데, 이 구분은 의외로 쉽지 않습니다. 다음 네 가지 경우를 볼게요.

> 실제로 열이 있고 느끼기에도 덥다. → 실열
>
> 실제로 열이 있는데 춥게 느껴진다. → 열증이지만 냉증처럼 보이는 경우
>
> 실제로는 체온이 떨어지는데 열감이 느껴진다. → 허열
>
> 실제로 저체온이고 춥게 느껴진다. → 냉증

"저는 열이 많은 체질이에요"라고 말하는 환자를 진단해 보면 몸속은 차가운데 바깥으로는 열증 같은 증상을 보일 때가 많습니다. 보기에는 춥다고 덜덜 떨지만 실제 체온을 재보면 고열에 시달리는 경우도 있지요. 더위는 식히고 추위는 데우면 그만 아니냐고 할 수 있으나 사람의 몸이 매사 그리 단순하지 않다는 게 골치 아픈 부분입니다.

정체를 알 수 없는 열증 가운데 가장 흔한 것은 아마 완경

이 다가오는 시기에 겪는 갱년기 상열감일 겁니다. 불시에 가슴 위쪽으로만 열감이 느껴지는 증상으로 뒷목과 머리가 화끈거리거나 얼굴이 붉어지고 땀이 나는 경우지요.

대한민국 평균 완경 연령은 만 49세로 빠르면 40대 초반부터, 늦게는 50대 중반까지 대부분 상열감을 경험합니다. 수족냉증이 냉증의 대표주자라면 갱년기 상열감은 열증의 대표주자라고 할 수 있지요. 특이한 점은 이 시기에 얼굴은 화끈화끈 달아오르고 머리에서는 땀이 쏟아지지만 반대로 아랫배나 발은 얼음장처럼 차가운 경우가 태반이라는 것입니다. 이것의 실체는 열증일까요, 냉증일까요?

갱년기에 손발이 뜨거운 증상은 수족냉증의 또 다른 얼굴입니다. 증상은 반대지만 본질은 같다고 보아야 하지요. 원리는 이렇습니다. 이 시기에 여성호르몬이 줄어들면서 뼈와 근육의 교원질隊原質, collagen이 빠져나가게 되지요. 한의학에서는 이런 상태를 음허陰虛라고 합니다.

우리 몸은 평소 음양이 조화를 이루고 있지만 때로는 양陽이 넘쳐 열이 생기는 경우도 있고 양은 그대로인데 음陰이 부족해서 마치 양이 많아진 것처럼 열증이 나타나는 경우도 있습니다. 갱년기 상열감은 후자에 가깝지요. 혈허血虛(체내

128

혈이 부족한 상태)와 순환 기능 상실로 나타나는 수족냉증 또한 음허에 따른 것이기에 서로 본질이 같습니다.

몸이 차다 = 혈액순환이 잘 안 된다

몸 어딘가가 차다는 것은 그 부위에 따뜻한 혈액이 충분히 돌고 있지 않다는 뜻입니다. 이때 우리 몸에 무슨 일이 일어나는지를 '예산 편성'에 비유해 설명해볼게요.

우리 몸을 하나의 '국가'라고 생각해봅시다. 뇌는 매일, 매순간 혈액이라는 예산을 편성합니다. 혈액은 세포를 먹여 살리는 산소나 영양분을 날라주고 에너지 대사 후 찌꺼기로 남은 이산화탄소와 노폐물을 제때 수거해야 합니다. 아무리 좋은 기획이 있어도 예산이 없으면 굴러가지 않듯 우리 몸은 혈액 없이는 아무것도 할 수 없습니다. 그런데 예산에는 한도가 있게 마련이고 혈액은 필요에 따라 차등 지급됩니다.

몸에서 혈액을 가장 많이 요구하는 기관인 뇌는 예산 편성 순위가 가장 높습니다. 뇌에 혈액을 잠시라도 공급하지 않으면 몸은 무정부 상태에 놓여 모든 기능이 죄다 정지하기 때문에 어떤 일이 있어도 가장 먼저 혈액을 공급합니다. 심장, 신장 같이 살아 있는 한 항상 가동하는 장기와 체온을 유지하고 호흡을 이어가는 활동에 관여하는 기관도 우선순위가 높지요.

나머지 기관들은 그때그때 다릅니다. 밥을 먹고 나면 소화를 위해 위나 장에 많은 혈액을 보내야겠죠. 밤길에 강도와 마주쳐 도망가야 한다면 교감신경을 자극하고 하체 근육에 집중적으로 혈액을 보내 전속력으로 달리게 해야 합니다. 술을 마신 다음 날 아침에는 알코올을 분해하고 배출하는 기관들이 바쁘게 돌아갈 겁니다. 실시간으로 바뀌는 우선순위에 따라 우리 몸은 예산 편성을 칼 같이 집행합니다.

몸에 에너지가 부족하면 우선순위가 낮은 것부터 예산 편성 목록에서 제외합니다. 우선순위가 낮다는 것은 생존에 꼭 필요하지 않은 것, 이를테면 피부의 윤기나 머리카락, 손발톱 등이지요. 다이어트를 너무 심하게 했을 때 탈모가 오거나 위중한 병에 걸린 사람일수록 혈색이 어둡고 피부가 푸석한 것을 보면 알 수 있습니다.

손과 발은 우선순위도 낮을뿐더러 혈액을 펌핑하는 심장에서 가장 멀리 있어서 예산 편성에서 언제나 불리합니다.

더구나 여자 몸은 근육량이 적어 예산 규모 자체가 작고 가임기 내내 주기적인 출혈로 그렇지 않아도 빠듯한 예산이 어디론가 계속 새어 나가는 형국입니다. 남자보다 여자에게 수족냉증이 많을 수밖에 없는 이유지요.

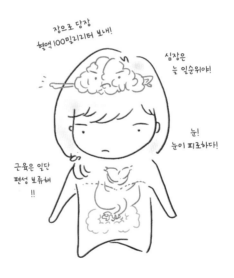

⇒ 몸은 기막히게 효율적으로 돌아가는 기계입니다.
여기에는 자비 없는 우선순위가 존재하죠.

손발이 차면 자궁 기능도 떨어진다

그렇다면 자궁과 난소는 어떨까요? 자궁과 난소는 매우 중요하지만 생존에 있어서 우선순위가 그리 높지 않습니다. 임신과 출산을 위해서는 필수적이지만 절제해도 사는 데 문제가 없지요. 그래서 자궁과 난소 역시 몸이 극도로 스트레스를 받거나 힘들면 우선순위가 뒤로 밀려납니다. 평소 월경 주기가 규칙적인 사람도 몸이 너무 힘들 때는 주기가 불규칙해지거나 월경을 하지 않고 넘어가는 것은 이 때문이지요. 사실 이 부분은 남자도 다르지 않습니다. 젊고 건강한 사람이 너무 힘들고 피곤한 날 조조발기가 잘 안 되는 것도 같은 이치지요.

1766년 유중림柳重臨이 쓴 《증보산림경제》는 지금으로 말하자면 '조선시대 생활백서'입니다. 건강과 생활습관 관리 내용을 다룬 〈섭생〉 편에 유자상有子相과 무자상無子相 관련 기록이 있는데, '자식을 쉽게 낳을 수 있는(혹은 그 반대의) 여성 형상'을 묘사한 대목이지요. 그중 수족냉증을 가임력과 연결한 내용이 있습니다. 자식을 쉽게 갖는 여성은 '손바닥이 붉다'는 부분입니다. 아이를 잘 낳는 것과 손바닥이 붉은 것이 무슨 상관인가 싶겠지만 말단까지 순환이 잘 이뤄져야 자궁이 따뜻해져 임신이 잘된다고 본다면 꽤 설득력이 있습니다. 순환 개념이 없던 시대에 귀납적으로 관찰한 결과치고는 꽤 날카롭지요.

실제 손발이 치다고 말하는 사람 중에는 아랫배가 찬 사람이 많습니다. 아랫배가 차면 월경통이나 자궁근종, 부정출혈 등 자궁과 관련된 문제를 호소하는 빈도도 높지요. 손발이 찬 사람을 치료할 때 증상의 본질인 순환장애를 치료하다가 자궁이나 난소와 관련된 문제도 함께 해결하는 경우가 많은 것은 이 때문입니다.

한의학에서는 아랫배를 단전丹田이라 부르며 인체의 혈과 양기가 모이는 곳으로 봅니다. 추운 겨울 야외활동을 할 때 아랫배에 핫팩을 대면 잠시나마 몸 전체가 훈훈해지는 경험을 해본 적 있을 거예요. 몸에서 가장 따뜻한 온기가 모여 있어야 할 아랫배가 차갑게 식으면 하복부에 냉기가 쌓여 자궁과 난소 기능이 떨어집니다. 이 상태가 오래 이어질 경우 순환장애가 생겨 몸 전반적으로 문제가 생길 수 있어요.

혈류가 원활하지 않으면 해당 장기 기능이 떨어지게 마련입니다. 별일이야 있으랴 하고 가볍게 생각한 수족냉증이

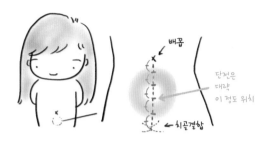

➡ '아랫배가 차다'는 것은 단전이 차갑다는 뜻입니다.
단전은 대략 '배꼽 아래 세 치', 배꼽과 치골뼈 사이를
5등분했을 때 배꼽에서부터 5분의 3 지점입니다.

월경통과 연결될 수 있습니다. 지금은 월경통에 불과한 것이
자궁냉증으로 자리 잡으면 자궁 순환 기능이 떨어지겠지요.
자궁은 끊임없이 출혈과 조직 증식, 세포분열이 반복되는 곳
인데 순환이 원활하지 않으면 문제가 커질 수 있어요.

물론 젊어서는 월경통, 덩어리진 월경혈, 월경전증후군,
가벼운 월경불순에 그칠지 모릅니다. 그러나 가벼운 증상이
라도 오래 지속되면 자궁근종, 난소낭종, 난소 기능 저하로
이어질 수 있어요. 그 극단에는 난임이나 자궁암 같은 질환
이 있습니다. 가벼운 증상이 늘 위중한 병으로 이어지는 것
은 아니지만 몸이 보내는 작은 신호를 무시하면 안 됩니다.
거대한 산불도 대부분 아주 작은 불씨로 시작하지요.

냉증과 열증, 증상은 다르지만 해법은 같다

수승화강: 머리는 차갑게, 발은 따뜻하게

한의학에는 몸이 차다(한寒) 혹은 뜨겁다(열熱)는 개념이 있습니다. 여기에는 생리적 한열(타고난 체질)도 있고 병리적 한열(냉증과 열증)도 있지만 어느 쪽이든 실제 체온과는 전혀 다른 개념입니다.

손발이 차도 심장에는 열이 몰려 있어 불면증과 잦은 구내염에 시달리는 사람도 있고, 얼굴에는 열이 올라오지만 발은 양말을 아무리 껴 신어도 시린 사람이 있지요. 냉증과 열증 사이에는 냉증, 열증, 냉증이라고 생각하는 열증, 열증이라고 생각하는 냉증이 뒤섞여 있습니다. 하나하나를 감별하는 것도 중요하지만 그 모든 냉증과 열증의 기저에 깔린 몸의 불균형을 바로잡는 것이 무엇보다 중요합니다.

한의학에는 수승화강水昇火降이라는 개념도 있습니다. 이는 '물은 올라가고 불은 내려온다'는 뜻으로 몸이 건강을 유지하는 원리 중 하나지요. 언뜻 '물은 아래로 흐르고 불길은 위로 치솟는' 자연 섭리와 정반대 개념이 아닌가 싶지만 반대되는 조화의 기운이 없었다면 물은 아래로만, 불은 위로만 올라가 자연은 진작 물과 불로 양극화했을 거라고 보는 개념입니다. 몸이 차가워졌을 때 아랫배를 따뜻하게 하는 것이나 '머리는 차갑게, 발은 따뜻하게 하라'는 두한족열頭寒足熱 등의 전통 건강 지침도 모두 이 원리에서 비롯된 것입니다. 실제로 자율신경장애, 스트레스, 호르몬 불균형에 따른 순환장애를 해소하는 데 매우 중요한 개념이기도 하지요.

수승화강으로 순환의 원동력을 만들었다면 다음으로 실제 순환을 만들어내는 기관들의 기능을 점검해야 합니다. 순환기계는 심장, 혈관, 혈액이 협동하는 체계입니다. 좋은 순환은 강력한 중앙 펌프 역할을 하는 심장, 깨끗한 내부와 탄력 있는 벽으로 구성된 혈관, 끈적이거나 탁해지지 않고 맑은 상태를 유지하는 충분한 양의 혈액으로 이뤄집니다. 이외에도 순환에 영향을 미치는 요소는 무수히 많겠지만 이 세가지를 건강한 상태로 유지하는 것이 관건이지요. 20~30대 여성이 높은 확률로 냉증에 시달리는 것 역시 이 세 가지 안에서 원인을 찾을 수 있습니다. 심장 펌프 기능 저하, 월경 출혈로 인한 혈액량 부족, 말초혈관 운동성 저하가 원인으로 작용한 거지요.

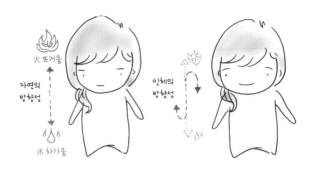

火 뜨거움

자연의
방향성

水 차가움

인체의
방향성

➥ 화기火氣는 아래로 내리고 수기水氣는 위로 올려서
끊임없이 순환하는 에너지를 만듭니다.

심장, 혈액, 혈관을 점검하라

심장

심장 기능은 선천적 영향이 큽니다. 심장 기능을 약하게
타고난 사람은 흔히 말하는 '두 개의 심장'을 가진 사람을 이
길 수 없습니다. 그렇지만 후천적 노력으로 심장 기능을 어
느 정도 끌어올릴 수 있어요.

가장 접근하기 쉬운 방법은 운동입니다. 심폐 기능을 활
용하는 규칙적인 운동은 순환의 가장 중요한 주체인 심장 기
능을 강하게 만들어줍니다. 운동으로 심부 체온을 올리는 과

정은 혈관을 확장하고 혈관 운동성을 개선하는 데 도움을 줍니다. 이는 순환 기능을 개선하는 데 여러모로 유리한 방법이지요.

스트레스를 조절하는 것도 중요합니다. 심한 스트레스로 몸의 긴장과 이완을 조절하는 자율신경의 균형이 깨지면 심장 박동이 느려지거나 심장이 한 번 뛸 때마다 몸으로 뿜어져 나오는 혈액량이 원래보다 부족해지거든요. 정신의학에서 '화병'이라 부르는 것이 스트레스로 인한 전형적인 심장 기능 저하 증세지요.

혈액

혈액은 두 가지 관점에서 점검할 수 있습니다. 하나는 혈액량입니다. 주기적으로 출혈할 수밖에 없는 가임기 여성은 어쩔 수 없이 혈액량이 절대적으로 부족합니다. 빈혈이 있을 확률도 높기 때문에 혈액 생성이 원활하도록 철분 등 영양을 고루 갖춘 식단을 챙기는 것이 중요합니다. 또 자궁질환에 따른 과다월경, 부정출혈, 변비나 치질로 인한 치출혈 등 불필요한 출혈이 있지 않은지 점검해야 합니다.

다른 하나는 혈액이 잘 흐를 수 있는 상태인지 점검하는 것입니다. 우선 혈액 속에 지질이나 당 농도가 높지 않도록 체중과 식습관을 관리해야 합니다. 그리고 몸이 차가워져 혈액이 굳은 채로 돌아다니는 어혈이 몸속에 생기지 않게 관리하는 노력이 필요합니다.

혈관

가장 중요한 것은 혈관 운동성을 관리하는 일입니다. 혈관은 굉장히 활동적인 조직으로 수축과 이완을 하는 것은 물론 필요에 따라 새로 만들어지거나 없어지면서 활발하게 변합니다. 혈액을 더 많이 공급해야 하는 조직에서는 혈관을 확장하고 그것으로 부족할 경우 스스로 혈관을 새로 만들어서라도 조직에 혈액을 투입할 공간을 확보합니다. 당장 혈액 공급이 그리 많이 필요치 않은 곳은 혈관을 좁혀 일시적으로 혈액 공급을 줄입니다. 같은 양의 혈액을 사용해 가장 효율적으로 순환하도록 하는 것이 혈관의 역할이지요.

수족냉증은 인체 말단에 분포한 모세혈관 운동성이 떨어져서 나타나는 증상입니다. 그것도 하루이틀 떨어진 게 아니라 아주 오랫동안 이어져 고착된 상태지요. 이와 달리 갱년기에 상열감이 느껴지는 것은 여성호르몬 분비가 혈관 운동성에 영향을 주는 경우입니다.

앞의 두 증상은 서로 밀접한 연관이 있습니다. 평소 순환 기능이 떨어져 말단에 냉증이 있던 여성은 갱년기에 혈관 운동성 장애가 더 격렬하게 올 수 있기 때문이지요. 갱년기에 상열감이나 안면홍조 같은 혈관 운동성 장애를 조금이라도 줄이고 싶다면 평소 혈관 건강을 관리해야 한다는 얘기입니다.

근육이 약하면 근력운동이, 심폐 기능이 약하면 유산소운동이 필요합니다. 그러면 혈관 운동성도 모종의 트레이닝으로 단련할 수 있는 걸까요? 우리가 동양 여자로 태어나 20대와 30대를 지나 출산과 산후 후유증을 겪어야 하는 운명이라면, 일생 동안 남자보다 훨씬 가혹한 호르몬 변화의 파고를 넘어야 한다면 순환 기능 문제를 노년의 일로만 미뤄둘 수는 없습니다. 미리미리 혈관 건강을 관리해야 20대의 수족냉증도, 50대의 안면홍조도 수월하게 넘길 수 있습니다.

순환을 단련하는 방법

규칙적·반복적으로 움직여 혈관 운동시키기

가장 단순한 혈관 운동 방법은 앞서 말했듯 '운동'입니다.

유산소운동과 근력운동 모두 도움이 됩니다. 그 메커니즘을 뜯어보면 다음과 같습니다.

1. 순환 주체인 심장 출력을 높인다.
2. 근육의 산소 요구량을 높여 혈액을 인체 말단까지 속속들이 공급하게 만든다.

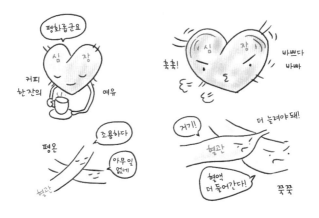

➥ 너무 평화로운 나라는 위기에 취약하게 마련입니다.
순환기도 마찬가지입니다.

수족냉증: 냉증과 열증 사이

근육에는 두 종류가 있습니다. 중력에 대항해 서 있거나 앉아 있는 자세를 유지하기 위한 자세 유지근과 움직이고 물건을 들었다 놓는 등 운동을 위한 운동근이 있지요. 자세 유지근은 늘 일정량의 혈액을 사용하는 반면 운동근은 실제 운동할 때만 혈액을 집중적으로 씁니다. 손발 같은 인체 말단에는 운동근만 있기 때문에 움직이지 않으면 혈관에 혈액이 충분히 채워질 일이 상대적으로 적습니다. 몸 전체를 규칙적이고 반복적으로 움직여 운동하는 것이 몸 구석구석의 혈관을 운동시키는 가장 좋은 방법이에요.

반신욕과 족욕

차가운 부위를 인위적으로 따뜻하게 해주는 것도 효과가 있습니다. 온찜질, 뜸, 족욕과 반신욕, 파라핀 요법 등 어떤 방법이든 좋아요. 국소 부위에 열을 가할 경우 혈관이 확장되고 확장된 공간에 혈액이 몰려 일시적으로 따뜻해집니다. 일정 시간 따뜻하게 해준 뒤 원래 체온으로 돌아가는 과정을 계속 반복하면 혈관 운동성이 되살아나 나중에는 온열요법을 하지 않아도 적절한 온도에서 저절로 따뜻해지는 것을 느낄 수 있습니다.

인체의 신진대사와 혈액순환, 면역체계 작동 등이 가장 활발한 온도는 36~37.5도입니다. 체온이 이보다 떨어질 경우 몸의 기능도 떨어집니다. 체내 대사 과정에 필요한 효소가 가장 효율적으로 일하는 온도지요. 반신욕과 족욕은 체온을 올려 우리 몸의 면역세포를 활성화하고 염증을 없애는 효과가 있습니다. 반신욕은 가능한 한 매일 같은 시간에 하는 것이 좋습니다. 몸은 훈련이 가능한 대형견과 같아서 규칙성 있게 트레이닝할수록 원하는 방향으로 길들일 수 있습니다.

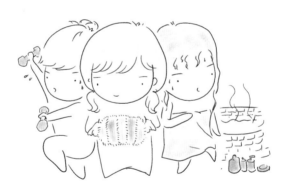

⇨ 운동이든 반신욕이든 찜질이든 매일 한 번은 체온이
평소 체온보다 1도 이상 올라가게 만드는 습관을 들이는 것이 좋습니다.

수족냉증: 냉증과 열증 사이

하루 한 번, 체온을 1도 이상 올리는 습관을 갖자

인체 기관과 기능은 끊임없이 피드백을 주고받습니다. 순환 장애를 내버려두면 순환 기능은 점점 더 떨어진다는 사실을 기억해주세요. 쓰지 않는 예산을 계속 편성해주는 정부는 없습니다. 냉증과 열증은 모두 순환 기능이 어딘가에서 문제를 일으키고 있다는 신호입니다. 순환을 원활하게 만드는 것이 근본 치료라는 점을 기억하고 운동이든 반신욕이든 찜질이든 매일 한 번은 체온이 평소 체온보다 1도 이상 올라가게 만드는 습관을 들이는 것이 좋습니다. 혈관 운동은 순환을 개선해줄 뿐 아니라 내 몸의 면역력도 함께 키워줄 거예요.

6

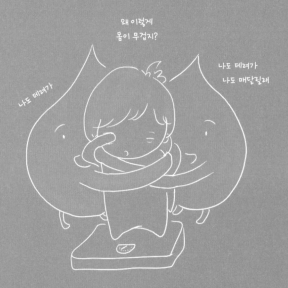

부종:
내 몸에 필요 없는 물

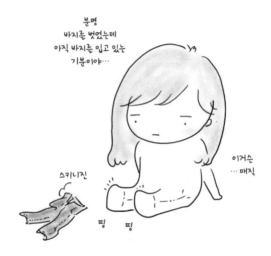

분명
바지를 벗었는데
아직 바지를 입고 있는
기분이야…

스키니진

이거슨
…매직

띵   띵

⇨ 몸이 부으면 내 살이 내 살 같지 않습니다.
특히 월경 일주일 전에는 붓는 증상이 더 심해집니다.

살찐 게 아니에요, 부은 거예요

제가 어렸을 때 엄마는 온몸에 모래주머니를 매달고 다니는 사람처럼 늘 몸이 무겁고 피곤해 보였습니다. 엄마는 붓는다는 말을 자주 했습니다.

"자고 일어나면 손가락이 부어서 반지가 안 들어간데이. 하루 종일 집안일 하느라 서 있었더니 다리가 퉁퉁 부었다 아이가. 이거 봐라, 손가락으로 눈지르면(누르면) 쑥 들어간 기 한참을 안 올라온다."

저도 이젠 붓는 걸로는 엄마를 포함해 누구에게도 뒤지지 않습니다. 저녁에 무얼 먹고 자지 않아도 아침이면 눈꺼풀이 부어올라 눈을 뒤덮고 오후가 되면 발목에 양말 자국이 선명하며 아침에 신고 나간 신발이 저녁에는 꽉 끼어 맞지 않지요. 아침 체중과 저녁 체중도 심하게 다릅니다.

중요한 건 월경 일주일 전이면 이 모든 증상이 2.5배가량 심해진다는 겁니다. 임신 후기에는 4.5배쯤 심해져 발목의 복숭아뼈가 살 속에 파묻혀 움푹 들어갈 지경이었습니다. 미쉐린 타이어의 마스코트처럼 올록볼록 부푼 몸으로 생활한다는 것은 물을 가득 채운 2리터짜리 생수병을 주렁주렁 달고 다니는 것처럼 피곤한 일이지요.

여자는 남자에 비해 더 잘 붓습니다. 물론 어떻게 붓는지, 왜 붓는지, 얼마나 붓는지는 사람마다 다 다릅니다. 살이 찌니까 더 잘 붓는다는 사람도 있고 아침에 일어나면 특히 얼굴이 심하게 붓는다는 사람도 있습니다. 월경 전에도 붓고 월경통으로 진통제를 먹으면 더 심하게 붓는 사람도 있지요.

"임신하고 부었던 것이 출산해도 그대로예요."

"부어서 몸이 무거워요."

"오후가 되면 신발을 신고 있는 게 답답할 정도로 발이 부어요."

제게 토로하던 많은 여성의 하소연이 귀에 생생합니다. 저도 함께 외치고 싶군요. 살찐 게 아니에요, 부은 거예요!

부종의 원인과 특발성 부종

붓는 것을 의학용어로 부종浮腫, edema이라고 합니다. 〈서울대학교병원 의학정보〉에 따르면 부종이란 "조직 내에 림프액이나 조직의 삼출물 등 액체가 고여 과잉 존재하는 상태"를 의미합니다. 우리 몸을 이루는 성분 중 50~70퍼센트는 물인데 대개는 세포 안에 있는 세포내액이고 나머지는 혈액과 세포 사이사이에 있어서 '간질액'이라고도 불리는 세포외액이지요. 이 중 세포외액의 양이 늘어나면 많은 여성이 겪고 있는 붓는 상태에 놓입니다. 종아리뼈 앞쪽이 폭신폭신하고 손은 주먹이 쥐어지지 않을 정도로 부었다고 느낀다면 간질액이 3리터 이상이라는 뜻입니다. 500밀리리터짜리 생수병 여섯 개 분량이에요. 어마어마하지요?

몸이 부으면 열에 아홉은 '신장에 문제가 있나?'라고 생각하지만 몸이 부어 신장내과를 찾은 사람 중 정말로 신장에 문제가 있는 사람은 100명 중 세 명에 불과하다고 합니다(그 100명 중 95명이 여자라는 건 비밀도 아닙니다). 신장뿐 아니라 심장, 간, 갑상선 문제도 부종을 일으킬 수 있습니다.

그중에서도 심장, 신장, 간은 부종의 3대 장기라고 불리는데 실제로 이들 장기에 이상이 생겨 눈에 띌 만큼 부으면 문제는 심각해집니다. 부종을 일으키는 심부정맥혈전증이나 신부전, 간부전은 생명을 위협하는 무시무시한 질환이니까요.

희대의 범죄자만큼이나 잡고 싶은 존재가 매일 주머닛

돈을 털어가는 좀도둑 아닙니까. 간, 심장, 신장에 문제가 없는데도 붓는 100명 중 97명의 사연을 더 들어보아야 하는 이유지요.

원인을 알 수 없는 모든 부종을 '특발성 부종'이라고 합니다. 생리학과 병리학을 공부할 때 저를 가장 큰 혼란에 빠뜨린 병명이 바로 특발성 부종이었습니다. 특발성이라니, 뭔가 특별한 경우에만 일어날 것 같은 증상에 적합할 듯한 이름을 '원인을 알 수 없는' 경우에 붙인다는 게 여전히 납득이 가지 않습니다. 어쨌든 특발성 부종은 저를 포함해 잘 붓는 대다수 여자들이 속한 범주일 거예요. 원인을 알 수 없다는 것이 여전히 답답하긴 하지만 말입니다.

그러나 '건강한데 자꾸 붓는다'는 말은 사실 모순입니다. 원인을 알 수 없다는 것도 말이 안 됩니다. 평균 이상으로 붓는 것은 원인을 어떤 분류로 특정하지 못할 뿐 어딘가 기능 이상이 있다는 뜻이지요. 한의학에서 미병未病(아직은 병이 아닌 상태)이라고 표현하는 상태, 즉 완연한 질병의 모습은 없지만 분명 기능이 떨어진 상태도 존재하거든요. 어딘가 아파서 저를 찾아온 환자들이 간혹 "저는 건강검진을 하면 다 괜찮다고 나와요"라고 말하곤 합니다. 건강검진은 여러 건강 관련 지표를 통틀어 점검할 좋은 계기이지만 '건강검진에 이상이 없다'가 곧 건강하다는 뜻은 아닙니다. 미병에 속하는 단계는 확인되지 않으니까요.

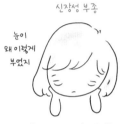

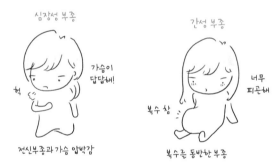

⇒ 신장성 부종은 얼굴과 눈 주변 조직의 급격한 부종을,
심장성 부종은 전신부종과 심장 압박감을.
간성 부종은 다리 부종과 배의 복수를 일으킵니다.

부종: 내 몸에 필요 없는 물

여자가 남자보다 더 잘 붓는 이유

여자가 남자보다 더 잘 붓는 이유는 다양합니다. 여자에게 더 흔한 질환인 갑상선 기능 저하와 빈혈도 그 원인 중 하나입니다. 갑상선호르몬이 부족하면 피하의 점다당질이 분해되지 못한 채 있다가 수분을 끌어당깁니다. 이렇게 생긴 부종을 '점액 수종'이라고 하는데 손가락으로 눌러도 자국이 남지 않는 것이 특징이고 보통 체중 증가와 동반해서 나타납니다. 빈혈이 심한 경우 혈관에 알부민이나 글로불린 수치가 낮아지면서 삼투압 차이를 극복하기 위해 혈관 밖으로 수분이 쉽게 빠져나옵니다. 둘 다 부종 외에도 특징 있는 증상을 동반하기 때문에 미리 감별해서 대처해야 하지요.

또 다른 원인은 월경과 여성호르몬입니다. 여성호르몬 중 에스트로겐은 임신과 출산을 위해 몸에 수분을 모아두려는 경향이 있어서 배란기부터 월경 전까지, 즉 황체기에 조직 여기저기에 물을 붙잡아둡니다. 이 때문에 '붓는다'고 느끼는 것이지요. 여성호르몬이 줄어들어서 월경이 시작되고 나면 이제까지 붙잡아둔 수분을 더 잡아둘 필요가 없기 때문에 일시에 몸 밖으로 내보내려고 합니다. 월경 전 변비가 생겼다가 월경을 시작하면서 갑자기 설사를 하거나 소변량이 느는 것은 이 때문이지요.

근육량이 적고 체지방이 많은 것도 한 가지 원인입니다. 근육량이 많으면 기초대사량이 높고 순환이 원활해지지만 상대적으로 체지방이 많을 경우에는 혈관 속에 지방 성분이 축적되어 순환을 방해합니다. 특히 하체 근육이 부족한 것이 문제가 됩니다. 이유는 다음과 같습니다.

사람은 주로 서 있거나 앉아 있기 때문에 혈류가 다리로

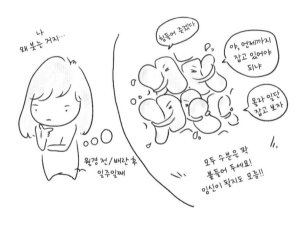

⇒ 여성호르몬은 임신과 출산을 대비해 몸에 수분을 붙잡아 두려는 경향이 있습니다.

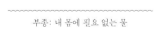

부종: 내 몸에 필요 없는 물

정체되기 쉽고 다리의 정맥은 혈액을 위에 있는 심장으로 돌려보내기 위해 중력과 싸워야 합니다. 혈관 자체가 근육질로 되어 있어 스스로 운동하는 동맥과는 달리 정맥 벽은 얇습니다. 혈액을 올려 보내려면 정맥 주위에 포진한 다리 근육이 밀어주고 정맥 내부에 혈액이 역류하지 못하게 막아주는 장치인 판막이 막아주는 수밖에 없지요. 하체에 근육이 많으면 운동 중에 근육이 수축과 이완을 하면서 근육 사이에 있는 정맥 속의 혈액을 위로 밀어올리는 마사지 역할을 하게 되지만 근육량이 적거나 하체 운동이 충분하지 않은 경우에는 혈액이 정맥에 정체되어 있다가 압력이 높아져서 다리가 붓게 됩니다. 아침에는 괜찮다가 오후에 발과 다리가 붓는 것은 이 때문이지요.

부종은 우리 몸에 셀룰라이트를 만드는 주범이기도 합니다. 셀룰라이트의 올바른 명칭은 '여성 진행성 섬유성 부종'입니다. 셀룰라이트는 단순한 지방덩어리가 아니라 굳이 따지자면 '당으로 만든 지방 껍질'에 가깝습니다. 복부나 허벅지 같이 국소비만이 생기기 쉬운 부위에 순환장애로 부종까지 생기면 피부 아래의 지방조직이 딱딱하게 섬유화해 굳는데 이것이 바로 셀룰라이트입니다. 남자는 잘 붓지 않기 때문에 살이 찌고 배가 나올지언정 셀룰라이트는 생기지 않습니다. 한번 생긴 셀룰라이트는 살을 빼도 잘 사라지지 않아 더 고민거리로 남지요.

부종이 우리 몸에 미치는 영향

몸이 원하지 않는 물

한의학에는 습濕, 담痰, 음飮 개념이 있습니다. 셋 다 '몸이 원하지 않는 물'이라는 범주 안에 속하지요. 습은 비위가 약해져 소화 흡수와 배출 기능이 떨어지면서 소화 과정 중에 깔끔하게 처리하지 못하고 몸속에 남은 액체를 의미합니다. 담과 음은 우리 몸의 진액이 혈액, 림프액, 호르몬 등 유용한 액체로 변환하지 못하고 변질된 채 몸속을 돌아다니며 병을 일으키는 액체를 이르는 용어지요(담은 좀 더 끈적끈적한 것, 음은 좀 더 맑은 것을 의미해요).

습, 담, 음은 부종뿐 아니라 몸 여기저기에 쌓여 통증을 일으키며 순환장애와 각종 질병을 유발합니다. 십병중구담

十病中九痰(열 개의 질병 중 아홉 개가 담이 원인이라는 뜻)이란 말은 우리 몸에서 일어나는 기능 문제의 원인이 혈액순환, 림프순환에 있다는 것으로 해석할 수 있지요.

어혈은 특히 여자 몸에 생기기 쉬운 형태의 노폐물입니다. 월경 때문에 출혈과 지혈을 반복하는 과정에서 자궁의 순환이 나빠지면 어혈이 생기기 쉽지요. 월경혈에 섞여 나오는 덩어리 혈이 몸속을 돌아다닌다고 생각하면 이해가 빠릅니다. 어혈은 월경통과 월경불순, 난임 등 자궁순환이 좋지 않아 생기는 여러 질환의 원인이지요. 습, 담, 음이 세포 조직 사이사이를 돌아다닌다면 어혈은 주로 혈관을 따라 장기를 돌아다니며 혈액 흐름을 막고 장기가 제 기능을 다하지 못하도록 방해합니다. 어혈이 오래되면 결국 담, 음 같은 형태로 변해 여러 가지 질병을 일으킵니다.

부종을 해소하는 방법

이뇨 작용 촉진

부종을 해소하는 가장 단순한 방법은 우리 몸의 이뇨 작용을 자극해 수분을 소변으로 내보내는 겁니다. 몸에서 수분을 내보내는 통로는 호흡, 땀 그리고 소변인데 가장 많은 양의 수분을 빠르게 배출하는 방법은 소변입니다. 이 방법은 부종이 너무 심해 몸이 좋지 않고 장기들이 제 역할을 하지 못할 때 몸속 수분을 빠르게 내보낸다는 장점이 있습니다.

이뇨 작용을 촉신하는 음식은 나양합니다. 수박과 오이는 수분이 풍부해 자연 이뇨제 역할을 하고 감자와 토마토, 당근은 항산화제·비타민·미네랄 성분이 풍부해 혈관벽 손상을 막아주는 역할을 합니다. 팥과 옥수수수염 등을 차로 끓여 꾸준히 마시면 체내에 불필요한 수분을 배출하는 효과가 있습니다.

이뇨 작용 촉진은 부종을 단기간에 제거해주지만 근본 치료는 아닙니다. 장기적 관점에서는 오히려 몸을 더 붓게 만들 수도 있습니다. 몸에 수분이 쌓이기 시작한 근본 원인을 치료하지 않은 채 수분을 빼버리면 몸은 더욱더 수분을 쟁여놓고 싶어 합니다. 급격하게 살을 빼고 나면 요요가 더 심하게 오는 것과 같은 이치지요. 근본 원인을 찾아 치료하려는 노력을 해야 합니다.

식습관 조절하기

부종을 해소하는 근본 방법은 식습관을 바로잡는 것입니다. 뭐니 뭐니 해도 최대 적은 '단짠'이지요. 앞서 말한 특발성 부종처럼 별다른 이유 없이 붓는다면 짠 음식과 함께 단음식을 멀리해야 합니다. 짠맛 성분인 염분은 체액 삼투압을 높여 수분을 더 끌어당기게 만듭니다. 단맛 성분인 당분은 신장 기능을 떨어뜨리고 소화를 방해해 대사율을 떨어뜨려 간접적으로 몸이 붓게 만듭니다. 《동의보감》에도 부종을 설명하는 부분에 "소금은 입에 대지도 못하게 하라", "단맛을 삼가라"는 표현이 있습니다.

또 하나 중요한 것은 칼륨이 풍부한 음식을 먹는 겁니다. 소금(염화나트륨)을 많이 섭취해도 몸에 칼륨이 들어오면 염화나트륨은 칼륨에게 자리를 양보하고 몸 밖으로 나가버립니다. 나도 모르게 섭취한 염분이 많을지라도 칼륨을 함유한 식품 역시 많이 섭취할 경우 체내 염화나트륨을 줄일 수 있지요. 칼륨은 바나나, 참외, 토마토, 키위, 시금치, 부추, 상추 등 야채와 과일에 풍부하게 들어 있습니다. 다만 신부전 환자는 칼륨을 배설하지 못하므로 신장 기능에 이상이 있을 경우 칼륨 섭취에 주의해야 한다는 사실도 함께 기억해두세요

여성호르몬이 유발하는 부종 관리

여성호르몬과 관련된 부종은 어쩔 수 없이 감내해야 하는 부분이 분명 있습니다. 특히 임신 기간에 붓는 것은 거의 숙명에 가깝지요. 평소 운동으로 적당한 근육량을 유지하고 자주 움직여 활동량을 늘리는 것이 좋습니다. 오래 서 있는 것보다는 걷는 것이 좋고, 같은 자세로 있는 것보다는 움직이는 편이 낫고, 지나치게 따뜻한 곳에 오래 머무는 것보다는 적당한 온도 변화를 주는 것이 유리합니다. 평소 순환이 원활하지 않은 상태라면 호르몬 영향도 크게 받을 수밖에 없습니다. 이 경우 혈액순환 개선이 관건이지요.

월경 전 7~10일에 유난히 더 붓는다면 월경전증후군을 의심해보아야 합니다. 필요 이상으로 여성호르몬의 영향을 받지 않도록 우유나 붉은 살코기, 석류 등 여성호르몬 분비에 관여하는 음식을 줄여보세요. 또 환경호르몬 분비가 과하지 않게 플라스틱과 비닐용기 사용을 줄이기 위한 노력도 필요합니다.

혈자리 눌러주기

몸속 수분을 관리하는 장기에 영향을 주어 순환을 개선

하고 부종을 해소하는 혈자리가 있습니다. 무릎 아래 돌출된 뼈 바깥쪽과 근육 사이에 위치한 족삼리(86쪽 그림 참고)가 대표적입니다. 비위를 다스려 소화 장애나 급체에 많이 쓰는 혈자리로, 우리 몸의 모든 수분이 음식으로 들어와 소화기에서 흡수되기 때문에 비위를 다스리는 것에는 부종을 다스린다는 의미가 있습니다.

음곡(90쪽 그림 참고)은 족삼리와 함께 종아리 근육으로 이어지는 순환을 원활하게 해주는 자리입니다. 종아리 근육은 제2의 심장이라 부를 만큼 하체에서 순환의 동력을 만드는 근육이므로 족삼리와 음곡을 지압해 자극하는 것이 다리 부종을 푸는 데 물리적으로 도움을 줄 수 있습니다.

하복부에 위치한 혈자리 수분水分(54쪽 그림 참고)은 해부학상 방광 근처에 위치해 있어서 방광 기능을 개선하고 수분 배설이 원활하도록 돕습니다. 배꼽 바로 위 중앙에 위치한 수도水道(54쪽 그림 참고)도 몸속 수분 대사가 활발하도록 다스리는 혈자리입니다. 특히 복부에 있는 혈자리는 따뜻한 팩이나 찜질기를 대면 전신 순환에 도움이 됩니다.

내 몸과 내 몸을 둘러싼 환경을 점검하자

증상을 진단하고 원인을 찾는 것은 종종 명탐정의 일과 비슷합니다. 명탐정은 증거를 모으고 증언을 듣고 현장을 살펴본 다음 사건 전말을 일목요연하게 풀이하지요. 탐정은 단서를 잘 그러모아 퍼즐을 맞추듯 진상에 다가서야 합니다. 별다른 원인 없이 일어나는 특발성 부종 역시 그 사람만의 특별한 단서를 찾아야 치료할 수 있는 증상이지요. 어쨌든 범인은 우리 몸속에 있으니까요.

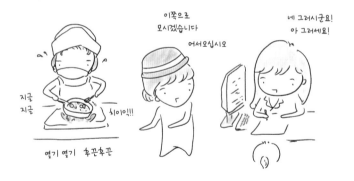

⇨ 하루 종일 서서 일하거나 앉아서만 일한다면 부종이 생기기 쉽습니다.
모두가 부을 수밖에 없는 환경에 처해 있지만, 해법은 분명 있습니다.

부종: 내 몸에 필요 없는 물

7

체지방과 나잇살:
지방이라는 적과의 동침

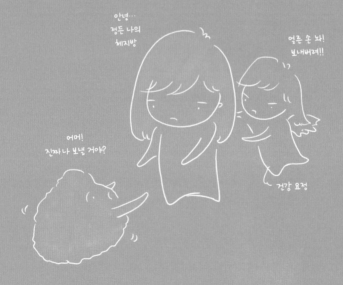

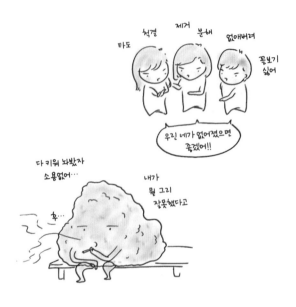

⇨ 체지방의 인생무상. 체지방은 정말 없어져야 할까요?

체지방은 무조건 나쁠까

'대한민국 모든 여성은 평생 다이어터로 살아간다'는 말이 있습니다. 시기와 정도, 간절함에 차이는 있지만 누구나 '아, 살 좀 빼야 하는데' 또는 '찌지 않게 조심해야지'라고 생각하며 산다는 거지요.

저로 말할 것 같으면 20대 중반까지는 아무리 먹어도 살이 찌지 않는 체질인 줄 알고 살았습니다. 잡지사 에디터로 일할 때 한 달에 절반은 야근이었습니다. 세상에 야식 없는 야근은 없고 저는 팀에서 제일 잘 먹는 막내였지요. 그 시절 저는 딱 붙는 바지를 입고 하루 종일 앉아 있어도 배가 불편하지 않았습니다. "넌 어쩜 먹어도 찌질 않냐. 타고난 체질이다"라는 선배들의 말을 당연하게 여겼지요.

환상이 깨진 건 에디터를 그만두고 다시 학생이 된 20대 후반의 어느 화창한 봄날이었습니다. 몇 년간 입지 않던 니트 원피스를 꺼내 입고 학교에 갔는데, 커다란 거울에 비친 제 엉덩이가 '두 개'가 아니라 '네 개'인 겁니다. 늘 입던 사이즈의 속옷, 많이 입던 라인의 원피스, 비슷한 체중. 문제는 서른을 앞둔 제 나이에 있다는 것을 그때는 몰랐습니다.

그것은 우리가 흔히 나잇살이라고 부르는 종류의 것이었습니다. 특정 부위에 몰린 지방 군집은 갱년기까지 가지 않아도 얼마든지 경험할 수 있습니다. 가장 흔하게 나타나는 부위는 배, 복부, 옆구리지요. 지방은 절대적으로 복부에 집중되고 간혹 등, 겨드랑이 주변, 허벅지 안쪽의 서혜부(아랫배와 접한 넓적다리 주변)나 허벅지 바깥 그리고 사람이 박쥐가 된다면 아마도 날개가 달렸을 팔뚝 아래쪽에 몰려듭니다.

다이어트 상담을 받으러 진료실에 들어선 사람들은 대부분 "살 빼려고요"라며 운을 떼지만 이후 펼쳐지는 이야기는 제각각 다릅니다. 원래 체중이 어땠는지, 갑자기 살이 찐 계기가 무언지, 운동은 하는지, 식습관은 어떤지, 월경주기는 어떤지, 출산 경험이 있는지 등 다양한 지표의 조합으로 한 사람의 상태를 설명하는 스토리텔링이 만들어집니다. 그 서사를 따라가지 않고 내리는 일률적 처방은 결코 해피엔딩일 수 없죠. 각자의 여정을 따라가다 보면 늘 상담 시간이 본의 아니게 길어지곤 하지요.

그러나 그 숱한 스토리에도 공통점이 있습니다. 바로 체지방에 보이는 거부감입니다. 다이어트 상담을 시작할 때 체성분 검사지를 펼쳐놓고 가장 먼저 하는 일은 체중과 근육,

체지방의 관계를 분석하는 일입니다. 근육량은 지키면서 체지방 위주로 줄여가는 것이 누구나 바라는 그림이지요. 더러는 체지방을 무찔러야 할 공공의 적으로 여기는 이들도 만납니다. 정말로 체지방은 무찔러 마땅한 나쁜 놈일까요?

우리 몸의 단열재이자 쿠션

지방은 탄수화물, 단백질과 함께 '3대 필수영양소'입니다. 1그램당 4킬로칼로리밖에 만들지 못하는 다른 영양소보다 2배 이상 열량을 내는 탁월한 에너지원이지요. 우리 몸에서 체온을 유지하는 단열재와 몸의 구조물을 보호하는 쿠션 역할을 합니다. 세포를 둘러싼 세포막 성분도 지방이고 그 세포막을 통과하는 호르몬도 대개 지방으로 만들어져 있지요. 인간에게 가장 중요한 장기인 뇌의 구성 성분도 대부분 지방입니다. 한마디로 지방은 절대 몸에서 없어서는 안 되는 물질이지요.

그런데 많은 사람들이 체지방을 분해해서 없애거나 얼리고 녹여서라도 반드시 몸 밖으로 빼내야 하는 나쁜 것으로 여깁니다. '체지방' 하면 으레 내장지방이나 콜레스테롤, 고지혈증 같은 부정 연관검색어를 함께 떠올리지요. 이러한 지방 배척의 흐름은 거대한 시장과 연결되어 있습니다. 실제로 '체지방만 효과적으로 분해한다'는 슬로건 아래 다이어트 특화를 표방한 병의원, 피트니스 클럽, 마사지숍, 각종 건강기능식품이 성행 중이지요.

하지만 다이어트란 체지방을 줄여 보기 좋게 날씬한 몸을 만드는 것만 의미하지 않습니다. 지나치게 많은 체지방과 극단적으로 부족한 체지방은 모두 문제가 될 수 있습니다. 특히 여자에게 체지방과의 전쟁은 아름다움보다 건강을 위한 승부수여야 합니다.

체지방은 여성질환에 어떤 영향을 미칠까

가임기 여성과 체지방의 관계는 그리 단순하지 않습니다. 지방세포는 여자 몸에서 에스트로겐을 분비하도록 지정된 기관도 아니면서 에스트로겐을 분비합니다. 호르몬은 미량으로도 몸의 반응을 조절하기 때문에 체지방률 변화는 여성호르몬 작용에 따른 변화를 뜻밖의 방향으로 끌고 갈 수 있습니다.

체지방률과 여성질환의 인과관계가 모두 명확히 밝혀진 것은 아니에요. 어떤 때는 체지방을 원인으로 질환이 나타나고 또 어떤 때는 다른 원인으로 체지방 축적이 일어나기도 합니다. 몸에 체지방이 너무 많거나 너무 부족해 생길 수 있는 대표적인 질환을 소개합니다.

다낭성난소증후군

다낭성난소증후군PCOS, polycystic ovary syndrome의 '다낭성 난소'란 초음파로 난소를 관찰했을 때 10밀리미터 이하 난포가 동시에 여러 개 보이는 상태를 말합니다. 다낭성난소증후군은 이 다낭성 난소와 함께 무월경, 다모증, 비만 등 여러 증상이 동시다발적으로 나타나는 증후군이지요. 대체로 무월경 때문에 병원에 왔다가 발견하는 경우가 많습니다. 다낭성 난소, 만성 무배란과 무월경, 남성호르몬 안드로겐의 혈중 수치가 높아지는 안드로겐과잉증hyperandrogenism 중에서 둘 이상의 증상이 나타나면 다낭성난소증후군으로 볼 수 있습니다.

국민건강보험공단에 따르면 다낭성난소증후군으로 진단받은 여성은 2006년 1만 2,201명에서 2012년 2만 3,486명으로 6년간 2배 가까이 증가했습니다.

위에 제시한 진단 기준 외에 다낭성난소증후군의 두드러진 증상은 흔히 '비만'으로 대표되는 대사증후군입니다. 단순히 살이 찔 뿐 아니라 혈당 수치가 올라가는데 그것을 조절해줄 인슐린이 제역할을 다 못해 혈당을 따라 콜레스테롤, 중성 지방 수치가 높아지고 혈압이 올라가면서 BMI가 정상 범위를 넘어서게 되는 것이지요. 비만과 무월경을 연관 짓는 이유도 바로 다낭성난소증후군 때문이에요.

몇 달째 월경이 없어서 고민하는 환자들 중 최근 갑자기 살이 찌거나 배에 살이 붙고 혈중 지질 농도와 혈당이 높아지는 경우 다낭성난소증후군일 가능성이 있습니다. 뒤늦게 초음파 검사를 받다가 다낭성 난소를 발견하곤 하지요. 이 경우 다른 약을 쓰지 않고 체중(그중에서도 체지방)을 정상 범위로 조절해주는 것만으로도 무월경이 호전되는 경우가 많습니다.

난임

비만은 임신에 결코 유리한 환경이 아닙니다. 비만은 단순히 수정과 착상을 방해하는 데 그치지 않고 임신 유지와 출산의 전체 과정에 영향을 미치지요. 임신 초기 비만은 임신 합병증과 태아 조기사망 같은 주산기周産期 증상과 밀접하게 관련이 있지요. 체중 감량은 난임으로 고통받는 과체중 여성이 가장 먼저 택할 수 있는 치료입니다.

여성의 비만은 다낭성난소증후군과 같은 호르몬 문제뿐 아니라 대사증후군에서 비롯된 순환장애를 일으킵니다. 고혈압과 고혈당, 고지혈증은 끈적끈적하고 탁해진 혈액이 혈관을 원활하게 통과하지 못하고 있음을 의미해요. 혈액으로부터 산소와 영양분을 충분히 공급받지 못한 난소와 자궁은 제 기능을 다할 수 없습니다. 이는 한의학에서 담음이라 부르는 체액 속 노폐물 또는 어혈이 몸 구석구석에 남아 신체 기능을 떨어뜨리는 것과 유사하지요.

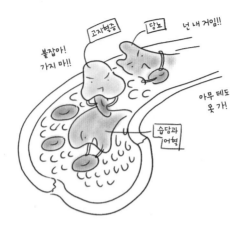

⇨ 끈적끈적하고 탁해진 혈액이 혈관을 원활하게 통과하지 못하면
몸 구석구석 남아 신체 기능을 떨어뜨립니다.

성조숙증

성조숙증의 원인은 다양하지만 그중 가장 먼저 해결해야
하는 것이 과잉 영양에 따른 소아비만입니다. 요즘 아이들은
발육도 남다르고 성장도 빠르지요. 그만큼 성적 조숙도 이른
시기에 일어납니다. "아이들의 살은 나중에 다 키로 간다"며
무조건 잘 먹여야 한다는 사람도 있지만, 모자란 영양보다
과잉 영양과 영양 불균형이 더 문제가 되는 요즘 소아비만에

신중하게 접근할 필요가 있어요. 성장기 아이가 비만이 되지 않도록 관리하는 것만으로도 성조숙증을 효과적으로 예방할 수 있습니다.

단지 성조숙증에서만 소아비만이 문제가 되는 것은 아닙니다. 소아청소년기 비만은 성인에 비해 비만의 정도가 크고 합병증도 심각한 경우가 많지요. 어린 시절에 발병한 대사증후군은 성인이 되어서도 그대로 이어지는 비율이 높은 편이지요. 10대에 대사증후군이 발병해 지속되면 중년 들어 대사증후군이 나타난 사람보다 심근경색 같은 심각한 합병증이 이른 시기에 나타날 확률이 높다고 합니다. 뿐만 아니라 비만은 자존감 형성에도 영향을 미칩니다. 성장기 아이에게 자존감 형성은 인격 형성에 있어 중요한 영향을 미칩니다. 가볍게 넘길 수 없는 문제입니다.

갱년기 비만

갱년기의 두드러진 증상 중 하나가 갑작스러운 체중 증가입니다. 40대 후반을 지나 다이어트를 위해 한의원에 찾아오는 사람들 중 많은 수가 여기에 속하지요.

"평생 같은 체중을 유지해왔는데 최근 1년 사이 갑자기 5~10킬로그램이 쪘어요."

"체중이 많이 늘어난 건 아닌데 배와 등에 갑자기 군살이 붙어서 옷이 안 맞아요."

몸과 관련해 여러 가지를 묻다 보면 흔히 겪는 갱년기 증상을 뒤늦게 얘기하는 경우가 많습니다.

"월경주기가 흐트러졌어요."

"얼굴로 열이 확확 올라요."

"가슴 위쪽으로만 땀이 나요."

"그동안 잠을 잘 잤는데 요즘 잠을 많이 설쳤어요."

여자 몸은 여성호르몬이 줄어들면서 체지방을 쌓기 시작합니다. 주로 복부 주위에 집중되지요. 2017년 8월 〈뉴욕 타임스〉에 완경 전 여성에게 완경기와 유사한 몸 상태를 만드는 호르몬제를 복용하게 하고 5개월 동안 관찰하자 약을 먹은 여성들의 복부지방이 평균 11퍼센트 늘어났다는 연구 결과가 실리기도 했습니다. 일반적으로 식사량과 활동량이 평소와 같아도 갱년기 이후에는 호르몬 변화로 1년에 몸무게가 0.8~1킬로그램씩 꾸준히 늘어난다고 알려져 있습니다. 그런데 갱년기는 몸이 노화 과정을 거치며 급속도로 약해지는 시기라 다이어트를 한다고 체지방만 집중해서 줄여나가면 몸이 더 힘들 수 있습니다. 체력과 몸 상태를 고려해 체지방 관리를 하는 것이 좋아요.

나잇살과의 전쟁

운동해도, 안 먹어도 빠지지 않는 이유

나잇살이 붙는 속도는 '붉은 여왕'의 가설을 따릅니다. 《거울나라의 앨리스》에 나오는 붉은 여왕의 나라에서는 제자리에 있고 싶으면 끊임없이 달려야 하고 한 걸음이라도 앞으로 나아가려면 죽어라 뛰어야 하지요. 여성호르몬이 줄고 있는 시기, 특히 갱년기 여성에게 체중과 체지방이 꼭 그렇습니다. 여성호르몬이 왕성하던 시절과 똑같이 먹으면 찌고, 열심히 관리하면 겨우 유지하고, 죽어라 관리하고 운동해야 아주 조금 빠질까 말까 한다는 겁니다. 나이를 먹을수록 더 가차 없지요.

먹어서 찐 게 아닌 살은 당연히 먹지 않아도 빠지지 않습

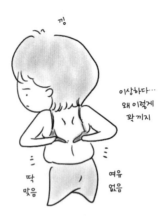

⇨ 갱년기가 시작되면 갑자기 중앙 집중형으로 군살이 붙기 시작합니다.
브래지어와 딱 붙는 바지가 불편해지지요.

니다. 운동 부족으로 쌓인 것이 아니기 때문에 운동을 해도
쉽게 줄어들지 않는다는 거지요. 단순한 음식 섭취 제한이나
운동량 증가만으로는 부족합니다. 물론 기본 식단 관리, 적
절한 운동은 반드시 필요하지만 지금까지 해오던 다이어트
의 '기본'만 하고는 "아무리 해도 빠지지 않는다"고 하면 안
타까움만 늘어갑니다. 그렇지 않아도 몸의 영양이 부족해지
는 이 시기에 섣불리 지나친 음식조절로 체중계 눈금을 줄여
봤자 몸에서 영양분이 쭉쭉 빠져나가 머리가 빠지고 피부만
상합니다.

그러면 어떻게 해야 할까요? 이 시기에 필요한 전략은 다음과 같습니다.

해법

혈액순환 관리로 호르몬 작용 정상화하기

호르몬 분비가 문제라면 분비된 호르몬이 제 역할을 하도록 순환을 개선하는 것이 가장 중요합니다. 혈액에 분비되는 호르몬은 혈액을 따라 이동해 정해진 기관에 도달하므로 혈액과 혈관을 깨끗하게 관리해서 순환이 원활하도록 돕는 것이 100퍼센트 효과를 내는 데 도움을 주지요. 혈액 속에 지질이나 당이 많아지지 않도록 식습관을 조절하고 낮은 강도의 운동이라도 꾸준히 해주세요.

림프순환으로 부종 해소하기

몸에 노폐물이 쌓이거나 부종이 발생하지 않게 하려면 림프순환이 막힌 데 없이 원활해야 합니다. 림프순환은 우리 몸의 해독과 면역에서 중요한 기능을 담당하지요. 혈액순환에서는 심장이 펌프 기능을 담당하지만 림프는 스스로 순환하게 하는 동력 시스템이 없어서 정체되기 쉬워요.

보통 림프절이 많이 모여 있는 곳은 우리 몸이 접히는 관절 부분, 즉 목, 겨드랑이, 허리와 복부, 서혜부 등인데 공교롭게도 이곳은 주로 나잇살이 찌는 부위지요. 이 부위를 주기적으로 마사지하거나 스트레칭과 운동으로 풀어주면 좋습니다.

변비 예방을 위해 식습관 관리하기

장에 숙변이 남아 있으면 체중에 영향을 줄 뿐 아니라 몸에 독소가 쌓여 순환을 더 방해하지요. 또 숙변을 원인으로 더 심한 변비가 나타나는 악순환이 발생하기도 합니다. 변비를 해소하고 또다시 생기지 않도록 예방하는 것이 중요해요. 쇠고기·닭고기 같은 양질의 단백질, 섬유질이 풍부한 제철 야채, 장운동을 촉진하고 변을 배출하도록 도와주는 유지류를 포함한 견과류, 씨와 함께 먹는 과일을 매일 섭취해주세요. 설탕을 첨가하지 않은 유산균 음료나 건강보조식품으로 나온 프로바이오틱스를 함께 섭취해도 좋습니다.

숙면으로 스트레스 해소하기

스트레스와 비만의 연결고리는 스트레스호르몬인 코르티솔에서 찾을 수 있습니다. 스트레스에 반응해 부신피질에서 분비되는 코르티솔은 몸을 스트레스 상태로부터 보호해줍니다. 이를 위해 몸에 저장된 에너지원을 분해해 즉각 사용할 수 있는 에너지로 바꾸는 역할을 하거나 혈당 공급이 부족한 것처럼 느끼게 만들어 더 많이 섭취하도록 유도합니다.

문제는 스트레스가 일시적인 것이 아니라 지속해서 반복될 때입니다. 이때 계속 공급해 남아도는 혈당이 주로 복부에 쌓이면서 내장지방, 복부지방이 증가하니까요. 숙면을 취하면 코르티솔 과잉 분비를 막을 수 있습니다. 수면 부족은 비만에 직접 영향을 주기도 합니다. 수면시간이 부족할 때 식욕을 억제하는 호르몬 '렙틴' 분비가 줄고 식욕을 촉진하는 호르몬 '그렐린'이 분비되어 더 많이 먹게 만들거든요.

수면을 방해하는 습관을 멀리하고 푹 자려는 노력을 게을리 하지 마세요. TV나 휴대전화를 멀리 두고 몸을 이완할 수 있도록 쾌적한 잠자리를 만드는 데 투자하세요. 잠은 가장 좋은 피로회복제입니다.

임신과 비임신, 비만 이슈가 다르다

여성의 생애주기에서 임신과 출산은 빠지지 않는 이벤트였으나 최근에는 꼭 그렇지만도 않습니다. 평생 임신과 출산을 겪지 않는 여성이 늘고 있고 앞으로 더 늘어날 가능성이 높지요. 여성의 비만과 여성호르몬이 일으키는 이벤트는 관련이 깊습니다. 월경과 갱년기도 그렇지만 임신, 출산이야말로 여성호르몬 폭풍이 몰아치는 시기입니다. 이 시기를 겪는 것과 겪지 않는 것은 여자의 건강과 비만에 어떤 영향을 미칠까요?

여자는 대부분 임신 중에 평균 12.5킬로그램 정도 체중이 늘어나 인생 최고 몸무게를 기록하지요. 이때 부종과 허리, 무릎 등 하체 관절 통증에다 평소에 생각하지도 않은 갑상선 기능 저하, 임신성 당뇨, 임신성 고혈압 같은 질환에도 더 쉽게 노출됩니다.

임신 기간이 끝나 출산하면 대개 체중이 원래대로 돌아오고 증상도 호전되지만 임신 중에 당뇨나 고혈압을 겪은 사람은 출산 후에도 비슷한 질환에 걸릴 확률이 그렇지 않았던 사람보다 높아요. 체중이 원래대로 복구되지 않는 경우도 허

다하지요. 산후 체력 저하에 육아 피로까지 더해지면 건강도 다이어트도 남의 얘기가 되어버립니다.

그러면 임신과 출산을 겪지 않는 여성은 비만과 그로 인한 질환에 노출될 기회가 더 적을까요? 꼭 그렇지만도 않습니다. 혼자 사는 여성은 식습관이나 생활이 불규칙할 확률이 높아 대사증후군에 노출되기가 더 쉽다고 하지요.

혼자 밥 먹는 습관은 비혼 여성이 비만으로 가기 쉬운 환경을 만듭니다. 2017년 〈한국일보〉 기사 '1인 가구 절반 종일 혼밥… 비만 유병률도 35퍼센트'에 따르면 세 끼 모두 혼자 식사하는 사람의 비만 유병률은 세 끼 모두 타인과 함께 식사하는 사람보다 높고, 나트륨을 필요 이상으로 섭취하는 비율도 삼시세끼 혼밥인 사람이 그렇지 않은 사람에 비해 높다고 합니다.

비혼 여성 이야기를 담은 잡지 〈1인용 행복〉 창간호 '건강' 편에 따르면 비혼 여성들의 가장 큰 건강 고민은 호르몬 변화나 불균형에 따른 여성질환이 아니라 생명을 위협하는 심장질환과 암, 정신적 타격을 입는 우울증과 치매 그리고 노후를 위협하는 고혈압과 당뇨라고 합니다. 여성이 중년 이후 겪는 대사증후군은 여러 가지 만성질환의 기초가 됩니다.

가족공동체 없이도 건강한 삶을 유지하는 것이 비혼 여성의 삶의 질을 높이는 길이므로 1인 가구, 비혼 여성의 체중 관리는 건강관리와 밀접하게 맞물려 있는 셈이지요. 그렇기에 1인 가구일수록 대사증후군형 비만을 더 세심하게 경계해야 합니다.

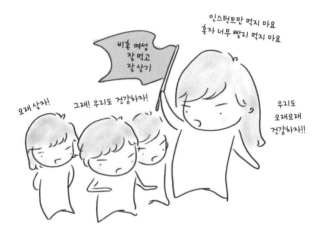

⇨ 1인 가구일수록 균형 잡힌 식습관이 중요합니다.
건강한 삶을 유지하는 것이 삶의 질을 높이는 길입니다.

먹기만 하면 빠지는 다이어트 한약은 없다

많은 사람이 다이어트를 위해 한의원을 찾아오지만 다이어트 한약이 무언지 잘 모르는 사람이 대부분입니다. 다이어트를 고려해 처방하는 한약은 아무것도 하지 않아도 약만 먹으면 살이 쏙쏙 빠지고 체지방률이 줄어드는 그런 약이 아니에요. 건강한 다이어트는 음식조절의 역할이 절대적입니다. 음식을 조절하지 않고 체지방을 줄이는 방법도 있겠지만 아마 줄어든 체지방을 그 상태로 유지하기 위해 체중을 줄일 때보다 더 혹독하게 음식조절을 해야 할 거예요.

다이어트를 위해 처방하는 한약은 음식조절을 좀 더 쉽게 하도록 도와주고 음식조절로 체지방을 소모하는 효과가 배가 되도록 해줍니다. 하지만 그보다 더 중요한 효과는 따로 있습니다.

여자의 다이어트는 단순히 체지방을 태우는 것만으로 완성할 수 없습니다. 변비가 있으면 숙변을 내보내 변비를 개선하고 부종이 있으면 순환을 원활하게 해서 수분을 배출해야 합니다. 단순히 덜 먹고 더 움직이는 것 외에 몸을 무겁게 만드는 기능 이상은 한약으로 개선할 수 있습니다. 특히 적게 먹었을 때 몸이 처지고 체력이 달려 쉽게 포기하는 경우가 많은데 한약에는 기력 보충에 특화한 약재가 많습니다. 다이어트 기간에 활동량이 부족해지거나 체력이 떨어지지 않도록 도와줄 수 있지요.

다시 말해 음식조절을 하려는 의지가 있는 사람에게 이를 더 쉽게, 더 효과적으로 해내도록 도와주는 것이 한약입니다. 이때 처방하는 약은 다이어트가 끝난 시점에 몸이 허약해지거나 균형이 깨지지 않고 오히려 다이어트 전보다 건강해지는 것을 목표로 합니다. 그러므로 체질에 따라, 현재 건강 상태에 따라 달리 처방할 수밖에 없지요.

음식조절에서 중요한 것은 규칙성입니다. 양의 규칙성과 시간의 규칙성이 모두 중요하지요. 다이어트 기간이 끝나고 감량한 체중을 요요 없이 유지하려면 규칙적인 식사로 몸을 훈련해야 합니다. 정해진 시간에 정해진 양을 먹으면 위의 크기, 음식을 처리하는 효소나 호르몬을 분비하는 시점과 양, 음식을 처리하는 데 걸리는 시간 등이 규칙적인 식사 패턴에 맞춰집니다. 몸은 정밀한 기계와 같긴 해도 훈련이 필요한 반려견처럼 훈련시키면 잘 따라옵니다. 폭식도 나쁘지만 불규칙하고 긴 단식도 좋지 않습니다. 간헐 단식도 모두

에게 효과적인 것은 아닙니다.

식단도 중요합니다. 저는 "당뇨 환자처럼 드세요"라고 알려주는 경우가 많습니다. 칼로리 섭취를 줄이고 포화지방, 트랜스지방, 콜레스테롤, 염분 섭취를 제한하는 것은 당뇨 환자뿐 아니라 다이어트 식단에도 핵심 부분이지요. 건강을 생각하는 식단이 으레 그렇듯 좋은 것을 잘 챙기기보다 나쁜 것을 피하는 데 더 집중하는 것이 좋습니다. 원푸드 다이어트는 몸의 균형을 깨뜨려 쉽게 요요가 옵니다.

침을 이용한 다이어트 치료는 국소 부위 피하지방을 분해하는 데 효과가 있습니다. 주로 약침과 지방분해침을 사용하며 원하는 부위에 시술하지요. 지방흡입이나 냉각요법처럼 빠른 속도로 눈에 띄게 지방을 제거하진 않지만 비수술 요법이고 후유증이 적어 음식조절과 병행하면 시너지 효과를 낼 수 있습니다.

다이어트를 하는 동안 우리는 체중, 체지방량, 체지방률, 내장지방 수치와 같이 몸을 둘러싼 '숫자'가 변하는 것에 집중합니다. 그러나 그보다 더 의미가 있는 것은 내 몸이 스스로 필요한 만큼의 적당한 음식만 받아들이고 소화흡수해 찌꺼기를 내보낼 수 있도록 훈련시키는 과정입니다. 짜고 기름

지고 몸에 나쁜 음식에 길들여진 몸을 정화시키는 과정이기도 합니다. 술을 줄여 간을 쉬게 하는 과정이기도 합니다. 또 어떻게 식습관과 생활습관을 조절하면 체중을 관리할 수 있는지 훈련하는 과정이기도 합니다. 이 모든 과정을 거쳐야 성공적인 다이어트가 되겠지요. 그 과정을 도와주는 것이 저의 일입니다.

다이어터들에게 전하는 세 가지 지침

제 아무리 트렌디한 라이프스타일(웰빙, 욜로, 휘게, 라곰, 워라밸, 소확행 등등… 요즘은 또 뭐가 유행인가요?)과 새로운 식습관이 식탁 위를 휩쓸어도 '다이어트'라 불리는 체중 조절 열망은 쉽게 사그라지지 않는 것 같습니다. 그래도 이제는 '아름다운 몸'에서 '건강하게 아름다운 몸'으로 그 열망이 한 뼘쯤 옮겨가고 있는 듯합니다.

체지방은 여자에게 때로 적이면서 때로 가장 우호적인 아군입니다. 체지방을 무조건 줄이는 게 아니라 더 건강하기 위해 체중을 조절하고 유지하는 것이 여자에게 진짜 필요한 다이어트입니다.

웹툰 〈다이어터〉에 이런 대사가 나옵니다.

"다이어트에서 '난 틀렸어'보다 더 위험한 말은 '난 마음만 먹으면 뺄 수 있어'다."

다이이트를 한번도 해보지 않은 사람보다 많이 해본 사람이 더 쉽게 다시 찌는 이유는 바로 그 마음 때문이에요. 그래서 제가 다이어트 상담을 온 환자에게 꼭 말하는 세 가지가 있습니다.

"남 때문에 빼지 마세요(잘 안 빠져요). 급하게 빼지 마세요(다시 쪄요). 빼는 것보다 유지하는 것에 더 투자하세요(그래야 내 거 돼요)."

8

자궁근종:
알고 나면 덜 두렵다

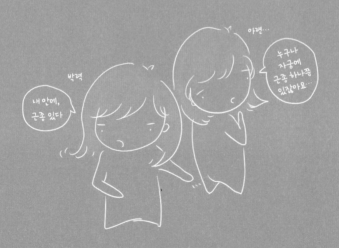

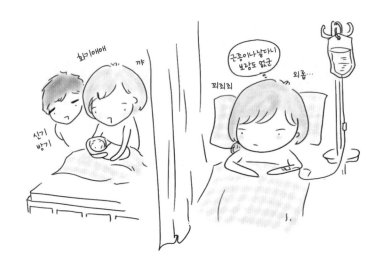

⇨ 자궁보다 더 커져버린 근종.
수술을 결심한 가장 큰 이유는 임신에 대비하기 위해서였습니다.

30대, 자궁근종과 대면하다

서른을 막 넘어선 때 자궁근종 수술을 받았습니다. 자궁에 근종이 있다는 것을 안 지 3년쯤 뒤였습니다. 당시 제거한 근종 중 가장 큰 송양이 8센티미터였시요. 자궁의 평균 직경이 5센티미터인데 자궁보다 더 큰 것이 붙어 있었던 셈이지요. 수술한 병원이 주로 출산을 돕는 병원이었기 때문에 분만한 산모들에게 둘러싸여 '다들 아기를 낳는데 나만 보람도 없이 근종을 낳았군' 하며 우울해했습니다.

수술이 무서워 몇 달간 고민하며 미루다가 결국 수술을 결심한 가장 큰 이유는 임신에 대비하기 위해서였습니다. 아기가 자라야 할 주머니에 아기보다 더 큰 종양 덩어리가 붙어 있는데다 이놈은 호르몬에 반응해 커지기 때문에 임신하면 그 기간 동안 더 자랄 수 있다고 하더군요. 태아가 그렇지 않아도 좁은 엄마 배 속을 차지하기 위해 근종과 자리다툼을 해야 한다는 겁니다. 더구나 임신하면 자궁이라는 근육 주머니는 원래 크기의 500배나 커진다는데 커다란 혹을 달고 있으면 탄력이 떨어질 수밖에 없습니다. 쭉쭉 늘어나는 것도, 늘어났다 제 크기로 줄어드는 것도 원활하지 않을 테지요.

누구나 자궁에 근종 하나쯤 있는 거 아닌가요?

근종은 흔합니다. 저는 제 자궁을 들여다본 이래 줄곧 근종을 갖고 살았기에 자궁근종에 익숙하고 때론 친숙하기까지 합니다. 간혹 수심에 가득 찬 표정으로 "제 자궁에 근종이 있대요"라고 토로하는 환자들도 있습니다. 증상의 경중을 따져 관리하고 치료해야겠지만 근종은 근종일 뿐입니다. 저는 어쩐지 '자궁근종 환자'라는 말도 어색합니다. 환자라니요, 누구나 자궁에 근종 하나쯤은 있는 거 아닌가요?

자궁근종으로 치료받는 여성이 매년 늘고 있습니다. 주로 30~40대지만 50~60대도 빠르게 증가하고 있고, 20대도 드물지 않아요. 자궁근종은 여성호르몬에 반응해서 자라는 경향이 있습니다. 출산하지 않는 여성이 늘어나고 출산해도 늦게 하는 경우가 많아 과거에 비해 여성호르몬의 자극을 받는 기간이 길어져 자궁근종이 더욱 늘어났을 가능성이 있습니다. 한편으로는 건강검진이 보편화되면서 초음파로 근종을 더 잘 발견할 수 있게 된 영향도 있어요.

자궁근종은 양성종양으로, 특별한 증상이 없는 경우가 많습니다. 발견하고 추적은 해야겠지만 크기가 커지지 않거나 증상을 일으키지 않으면 굳이 떼어내기보다 앞으로 더 커지지 않게 관리하는 것이 훨씬 더 중요합니다. 물론 크기가 너무 커져서 월경전증후군으로 배가 빵빵하게 불러오거나 소변을 참기 어려워지는 등 생활에 불편한 증상이 있을 때, 월경 출혈량이 너무 많아 빈혈로 건강을 해칠 위험이 크고 위치가 임신에 불리해서 수술이 불가피할 때는 얘기가 다릅니다. 그렇지만 증상도 없고 커지지도 않는다면 6개월에 한 번씩 추적 관찰해 크기가 더 커지지 않는지, 개수가 늘지 않는지 지켜보는 것으로 충분합니다.

우리가 종양을 두려워하는 이유는 그 안에 악성종양이라는 범주가 있기 때문입니다. '암'이라고 부르는 각종 악성종양의 대표적 특징 세 가지는 다음과 같습니다

1. 성장 속도가 무척 빠르고 멈추지도 않습니다.
   주변 조직의 영양분을 빼앗아 먹고 자기 혼자 왕성하게 자라는 매우 탐욕스러운 세포입니다. 주변 세포는 말라 죽든 말든 아랑곳하지 않지요.
2. 본래의 성질을 잊습니다.
   인체 세포에는 모두 고유의 역할이 있는데 암세포가 되면

자기가 원래 무얼 하던 세포였는지 잊습니다. 그저 증식만 반복하기 때문에 몸에 쓸데없는 세포 덩어리가 끝없이 자라나는 셈이지요.

3. 아무 데나 막 돌아다닙니다.

'전이'라고 부르는 이 성질은 악성종양이 위험한 이유 중 하나입니다. 간에 생긴 암세포가 위에도 가고 방광에도 가고 림프절에도 갑니다. 애초에 발견한 곳에서 영영 사라진 듯하다 전혀 다른 곳에서 또 나타나기 때문에 완치가 어렵습니다.

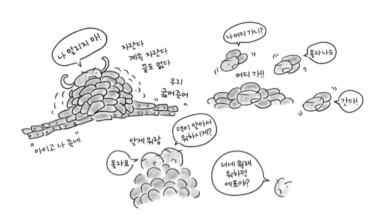

➡ 암세포는 매우 이기적인 세포입니다. 성장 속도가 매우 빠르고, 아무 데나 돌아다니는 데다가, 본래 성질을 잊어버립니다.

반면 자궁근종 같은 양성종양의 특징은 이렇습니다.

1. 자라는 속도가 매우 더디거나 어느 정도 자란 뒤 멈춥니다.
2. 본래의 성질을 유지합니다. 본래 근육 세포면, 증식해도 근육 기능을 가진 채로 자라지요.
3. 아무 데나 돌아다니지 않습니다. 전이 걱정은 없어요.

한 가지 덧붙이자면 자궁근종이 자궁 근육층에 생기는 암인 자궁육종으로 바뀌는 경우는 드뭅니다. 자궁육종은 여성암 중에서도 1퍼센트 미만을 차지하는 희귀암이에요.

자궁과 관련한 모든 질환

자궁 관련 질환은 자궁근종 말고도 많습니다. 자궁 구조를 보면 바깥에는 주머니처럼 생긴 자궁 근육층이, 안쪽에는 배란기 전후로 자라고 월경기에 탈락하는 내막층이 존재합니다. 이 중 근육층에 생기는 양성종양이 자궁근종이라면 내막층에 생기는 여러 질환도 있습니다. 그 위치와 성격에 따라 자궁폴립(자궁내막용종), 자궁선근증, 자궁내막증식증, 자궁내막증, 자궁내막종 등 다양한 질환이 발생합니다. 이름만 들어서는 구분하기도 힘든 이들 질환을 간단히 정리해보겠습니다.

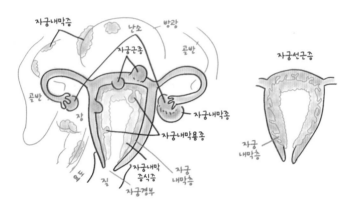

⇨ 자궁에 생기는 여러 질환들.

자궁폴립(자궁내막용종)

자궁내막 조직 중 일부가 과도하게 자라 작은 혹 같은 형태를 이룬 것입니다. 폴립은 자궁에만 자라는 것이 아니라 위치에 따라 위점막, 대장점막 등 내막 어디에나 자랄 수 있습니다. 자궁폴립의 주요 증상으로는 월경 출혈량이 많아지거나 월경기가 아닌데 부정출혈이 있는 것입니다. 무증상인 경우도 많습니다.

자궁선근증

자궁 맨 안쪽에 있는 내막층 조직이 자궁 근육층으로 파고들어간 상태입니다. 내막층은 여성호르몬에 반응해 증식하고 탈락하는 성질이 있기 때문에 근육층에 파고든 내막 조직이 증식하고 탈락하면 월경량이 많아지거나 심한 월경통이 나타날 수 있어요. 근종이 근육 덩어리라 상대적으로 절제 수술이 쉬운데 비해 자궁선근증은 근육 전체에 내막 조직이 그물처럼 퍼진 상태라 수술이 어렵습니다. 증상이 매우 심할 때 권할 수 있는 수술 치료는 자궁절제뿐이지요.

자궁내막증식증

말 그대로 자궁내막층 두께가 정상 범위를 넘어 과도하게 두꺼워진 경우를 말합니다. 정상적인 자궁내막 두께는 가임기 여성은 8밀리미터 내외, 완경 여성은 5밀리미터를 넘지 않습니다. 내막이 이보다 더 두꺼워진 경우를 자궁내막증식증이라고 합니다. 드물지만 자궁내막암 전조증상일 수도 있으므로 심한 경우 자궁내막을 소파수술(자궁내막을 기계로 긁어내는 수술)로 제거하고 조직검사로 확인합니다.

자궁내막증

자궁내막증은 자궁내막층에 있어야 할 조직이 자궁 이외의 부위에 있을 때 생기는 증상을 말합니다. 부위는 다르지만 조직의 성격상 여성호르몬에 반응하기 때문에 잘못 붙은 부위에서도 조직이 탈락과 출혈을 반복합니다. 심한 골반통과 성교통, 월경통 등을 일으킬 수 있어요.

자궁내막종

이름은 자궁내막종이지만 사실 난소의 종양입니다. 자궁내막 조직이 난소에 붙어 혹을 형성한 경우를 말해요. 혈액이 고여 초콜릿색으로 변한다고 해서 '초콜릿 낭종'이라 부르기도 합니다. 요통, 골반통, 성교통을 유발합니다.

근종 수술, 해야 할까, 하지 말아야 할까

제가 경험한 근종 수술 후일담을 마저 이야기하면 이렇습니다. 수술로 한 번 잘렸던 복근이 다시 연결되어 제기능을 회복할 때까지 "개복 수술도 한 번은 해볼 만하다"라며 저를 위로해준 모든 사람을 원망했습니다. 그 정도로 끝내주게 아프다고 귀띔해주었다면 못해도 세 번은 더 고민했을 텐데! 그러나 회복기가 지난 뒤 내린 결론은 '그래도 수술하길 잘했다'는 겁니다. 그 후 월경량도 줄었고 임신에도 성공했거든요. 수술을 했어도 제 자궁에 근종은 여전히 존재하지만 꾸준히 신경 쓰고 있고 적어도 아직은 자궁보다 더 크게 자란 것이 없으니 만족합니다.

이번에는 조금 다른 사례를 들려드릴게요.

30대 초반의 선아 씨는 월경이 너무 많고 월경 전 참기 힘들 정도로 배가 불러오는 증상 때문에 병원을 찾았습니다. 그녀는 검사 결과 자궁근종이 있다는 말을 듣고 개복수술을 감행했습니다. 한데 근종 여러 개를 잘 제거하고 6개월 뒤 정기검진을 받으러 병원을 찾았을 때, 근종이 수술 이전과 똑같은 상태로 다시 자랐다는 이야기를 듣습니다. 담당 의사는 "다시 수술하면 되지요"라고 했다는군요. 망설이다 2년 뒤 다시 개복수술을 받았는데 이번에는 근종이 이전보다 훨씬 많아져 수술 시간이 무척 길었다고 해요. 두 번째 수술 후 근종이 다시 처음처럼 자란 것을 확인하는 데 걸린 시간은 불과 3개월이었습니다.

거짓말처럼 다시 자란 근종을 확인한 담당 의사는 그녀에게 이젠 자궁을 들어내는 방법밖에 없다고 했답니다. 두 번의 수술로 완전히 지쳐버린 그녀는 수술을 또 받을 수는 없다는 생각에 돌아섰답니다. 결국 수술하기 전과 똑같은 상태로 돌아와 지금도 월경 전이면 불러오는 배와 많은 월경량을 감내하고 있습니다. 근종은 수술 전과 거의 같은 상태로 더 자라지도 작아지지도 않은 채로 말이죠. 그녀는 두 번이나 수술한 것을 후회합니다.

목표가 뚜렷했고 방법을 스스로 선택했지만 결과는 달랐던 두 사례를 보고 혼란스러울지도 모르겠습니다. 그래서 근종 수술을 해야 하는지, 말아야 하는지 선뜻 말하기가 어렵습니다. 자궁근종은 유전 영향이 크고 호르몬에 반응해 자란다고 알려져 있으나 그 밖의 원인은 모두 베일에 가려져 있습니다. 왜 생겼는지 모르기 때문에 왜 다시 생기는지도 알지 못합니다. 분명한 건 자궁근종을 포함해 자궁질환이 수술로 완치되지는 않는다는 겁니다. 수술은 이미 생긴 것을 없애는 훌륭한 방법이지만 다시 생기지 않게 하는 방법은 아니거든요. 다른 종양도 마찬가지입니다.

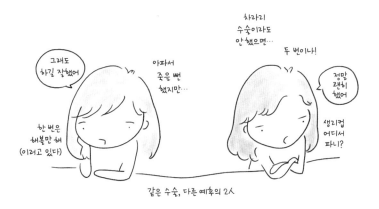

같은 수술, 다른 예후의 2人

➭ 나이, 체질, 가족력이 비슷해도 수술 예후는 다를 수 있습니다.

여성호르몬과 환경호르몬을 조심하자

질병 개념은 계속 바뀌고 있고 덩달아 '병을 고친다', '병이 낫는다'는 개념도 조금씩 달라지고 있습니다. 현대인은 완치가 가능하지 않은 만성질환에 둘러싸여 살아가고 있습니다. 의학과 과학이 발달했지만 환경은 점점 나빠지고 있고 수명이 길어지면서 과거에 드물던 질환도 이제는 흔한 질환이 되었습니다. 그중에는 완전히 치료해 사라지는 질환도 있지만 어떤 질환은 평생 잘 달래가며 데리고 살아야 합니다. 대표적으로 알레르기, 자가면역질환, 고혈압 그리고 자궁근종 같은 것이 있지요.

한의학에서는 자궁과 난소 그리고 그 부속기관이 있는 골반 내 순환이 잘 이뤄지지 않는 것을 모든 자궁질환의 근본 원인으로 봅니다. 아랫배가 차고 순환이 떨어지면 한의학에서 담음과 어혈이라 부르는 찌꺼기 물질이 자궁 안에 머물면서 피를 탁하게 만들고 이로 인해 혈류가 나빠집니다. 자궁은 임신을 위해서 내막을 부풀렸다 탈락시키는 과정을 반복하는 활동적인 장기라 순환이 더 원활해야 하는데 순환 장애가 생기면 다양한 문제가 발생하지요.

자궁근종도 마찬가지입니다. 근종이 생긴 것은 근육세포가 정상 작동 범위를 벗어나 과하게 증식했다는 뜻이고, 새로운 근종이 계속 생기거나 근종이 커지는 것은 한번 일어난 오작동이 교정되지 않는다는 뜻입니다. 같은 문제가 반복되면 자궁과 골반 전체의 환경에서 원인을 찾아야 합니다.

종양이 생기는 부위는 순환이 떨어지고 체온이 상대적으로 낮은 경우가 많으므로 이를 개선해야 합니다. 달리기 등 유산소운동으로 하체 혈액순환을 촉진하고 하복부가 차가워지지 않도록 꾸준히 관리해야 합니다. 또 커피나 흡연처럼 혈액순환을 방해하는 습관을 멀리해야 하지요. 평소 월경 관련 증상을 꾸준히 확인하는 것도 중요합니다. 통증이나 월경량, 덩어리의 유무, 부정출혈 존재 등으로 자궁이 보내는 이상 신호를 포착할 수 있기 때문이에요.

또한 가족력이 비교적 두드러지므로 어머니나 여자 형제에게 근종 혹은 자궁질환 내력이 있다면 꾸준한 검진으로 미리 예방하고 관리하는 것이 좋습니다. 자궁근종은 여성호르몬에 반응해 자라는 양성종양입니다. 체내에 여성호르몬이 필요 이상으로 많이 존재하지 않도록 관리하는 생활습관을 소개합니다.

1. 육식, 그중에서도 붉은 살코기를 주의하세요.

2. 석류, 달맞이꽃 등 피토에스트로겐 식품과 그것을 주재료로 만든 건강보조식품을 피합니다.

3. 우유와 유제품도 논란이 있으니 주의해야 합니다.

4. 체지방이 지나치게 늘면 근종 크기도 커질 수 있으니 비만을 경계하세요.

5. 에스트로겐도 아니면서 체내에 들어와 그와 유사한 작용을 할 수 있는 환경호르몬에 노출되지 않게 조심하세요.

관리와 예방이 중요하다

자궁질환이 골치 아픈 이유는 재발이 잦기 때문입니다. 매달 월경을 겪는 여성의 자궁은 어쩔 수 없이 세포가 증식했다 탈락하고 또 증식하는 과정을 수없이 겪습니다. 다른 조직에 비해 세포분열이 활발하다 보니 그 과정에서 생기는 오류 횟수도 많을 수밖에요. 생활습관과 환경의 영향도 크고 유전적 영향도 무시할 수 없기 때문에 월경과 관련된 다른 질환과 마찬가지로 자칫 "이번 생은 망했어"하며 포기하기 쉽습니다. 하지만 자궁근종이 있는 당신, 이번 생은 망하지 않았습니다! 저를 포함해서 말이지요.

　중요한 것은 평소 자궁을 알고 지켜보고 치료하고 관리하는 전방위 감시망을 스스로 촘촘히 펴는 것입니다. 그러면 근종이 우리를 배신하는 일은 드물 거예요.

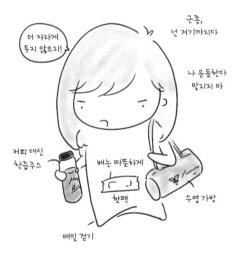

　➥ 자궁근종은 관리와 예방이 중요합니다. 체온이 낮아지거나 순환 기능이 떨어지지 않도록 평소 관리를 잘 해봅시다.

9

자궁절제:
있어도 그만, 없어도 그만인 자궁은 없다

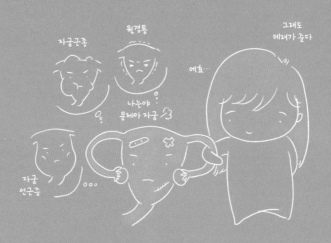

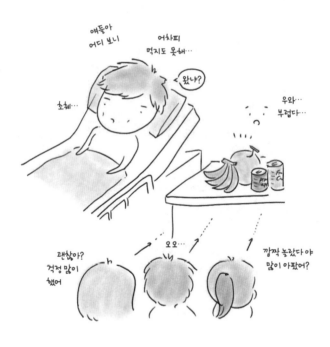

➡ 어른이 된 지금 저는 몸에서 뭔가를 떼어내는 수술에 익숙합니다.

몸에서 무언가를 떼어낸다는 것

어린 시절 체육시간에 운동하다 말고 배를 잡고 쓰러진 친구가 있었습니다. 선생님 등에 업혀 병원으로 간 친구의 병명은 맹장염이었습니다. 친구는 파리한 얼굴로 병실에 누워 우리를 맞이했습니다. 그때는 학교에 나오지 않고 만화책과 바나나와 파인애플 통조림에 둘러싸여 부모님의 걱정과 사랑을 한 몸에 받으며 누워 있는 친구를 내심 부러워했지요.

맹장염은 그렇게 제게 친숙한 병명이 되었습니다. 맹장이란 것이 어디에 붙어 있는지도 모르면서 '염증이 생기는 무서운 무언가'로 여겼고 "밥에 섞인 돌을 씹어 먹으면 맹장염에 걸린다"는 식의 부정확한 정보를 친구들과 공유했습니다. 맹장이 장 끝부분에 흔적처럼 달려 있는 충수돌기의 다른 이름이란 걸 안 것은 나중의 일이지요. 아무튼 친구에게 닥친 그 사건은 어린 내게 '아, 배 속에서 뭔가를 꺼내거나 잘라내도 살 수 있구나. 심지어 떼어내고 더 건강해질 수도 있구나'라는 인식을 심어주었습니다.

어른이 된 지금 저는 몸에서 뭔가를 떼어내는 수술에 익숙합니다. 제 주변에 담낭을 떼어낸 삼촌, 갑상선을 떼어낸 사촌언니, 위를 잘라낸 큰아버지, 유방을 절제한 이모 그리고 자궁을 절제한 어머니가 있거든요. 몸에서 뭔가를 빼내고 제거하는 일이 자연스러울 순 없습니다. 이러한 수술은 대부분 외과수술의 눈부신 발전과 정밀해진 진단기술이 만나 '더 심한 질환' 혹은 '생명 위협'을 차단하기 위한 치료법입니다. 과거의 의술이 도달하지 못하던 영역이지요.

그중에서도 자궁은 여성성을 대표하는 상징적 기관이지만 생존의 필수 기관은 아닙니다. 그러다 보니 문제가 생기면 몸에서 제거하는 경우도 심심치 않게 있는 편이지요. 이 작은 근육 주머니는 임신에 대비해 내막을 부풀리고 월경으로 혈을 내보내는 과정을 수십 년간 반복하기 때문에 세포분열 오류로 문제가 생길 확률도 높습니다. 반드시 절제를 하는 것이 마땅한 경우도 많다는 뜻입니다. 물론 모든 경우에 그런 것은 아니지만요.

세상에는 좋은 자궁절제와 나쁜 자궁절제가 있습니다. 좋은 자궁절제는 반드시 필요한 경우 이뤄지고 이로써 자궁의 주인을 살리거나 더 잘 살게 돕습니다. 그런데 꼭 필요하지 않은 경우에도 자궁을 절제하는 경우가 있습니다. 이 글은 혹시 우리에게 일어날지도 모르는 '나쁜 자궁절제'에 관한 기우를 담고 있습니다.

좋은 자궁절제와 나쁜 자궁절제

자궁을 절제하는 가장 큰 원인은 자궁근종입니다. 국민건강보험공단의 통계에 따르면 2016년 자궁근종으로 치료받은 환자가 약 30만 명으로, 10년 전에 비해 무려 60퍼센트 이상 증가했다고 합니다. 정기적인 건강검진을 권장하면서 중년 여성을 중심으로 초음파를 이용해 근종을 발견할 기회가 늘어났고 근종 관련 인식이 점점 높아진 것도 영향이 있겠지요.

근종 개수가 많거나 크기가 크고 임신 경험이 있다면 으레 자궁을 몸 밖으로 들어내는 절제수술이 치료의 선택지로 등장합니다. 자궁은 임신과 출산이라는 뚜렷한 목적을 위해서만 작동하기 때문에 몸의 다른 기관과 연관성이 낮은 독립적인 장기입니다. 그렇다고 쉽게 떼어내도 좋다는 의미는 결코 아닐 겁니다. 우리는 단지 '살아 있기 위해' 살아가는 건 아니니까요.

2015년 〈SBS 스페셜〉 '병원의 고백 1부: 너무나 친절한 의사들' 편에서는 사소한 이유로 자궁절제를 감행한 여성들의 이야기가 나옵니다. "자궁은 없어도 그만인 쓸모없는 기관이니 절제해버리자는 권유를 많이 한다"거나 "혹 열 개를 떼는 건 수술이 오래 걸리니 자궁 하나 뚝딱 잘라버리는 게 더 효율적이다"라는 산부인과 전문의들의 고백은 충격적입니다. 그들은 단지 월경통이 심하다는 이유로 또는 자궁근종 개수가 많다는 이유로 자궁절제를 가볍게 권합니다. 의사들은 자궁절제를 권유하며 묻습니다.

"더 출산할 계획이 있으세요? 없다면 크게 문제될 것이 없잖아요?"

자궁절제 권하는 의사의 네 가지 오류

뉴욕 세인트빈센트 병원 스탠리 웨스트Stanely West 박사는 《자궁절제의 속임수The Hysterectomy Hoax》라는 책에서 암이 아님에도 행하는 모든 자궁절제는 부적절하다고 주장했습니다. 그는 무분별한 자궁절제를 시행하는 의사들이 저지르는

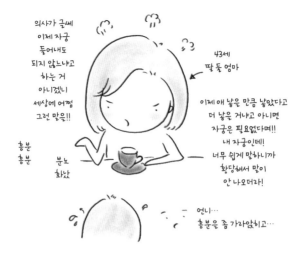

의사가 글쎄
이제 자궁
들어내도
되지 않느냐고
하는 거
아니겠니
세상에 어쩜
그런 말을!!

43세
딸 둘 엄마

이제 애 낳을 만큼 낳았다고
더 낳을 거냐고 아니면
자궁은 필요없다며!!
내 자궁인데!
너무 쉽게 말하니까
황당해서 말이
안 나오더라!

흥분
흥분

분노
화났

언니…
흥분을 좀 가라앉히고…

> 자궁은 분명 생명을 유지하는 데 필수 장기는 아닙니다.
그렇다고 쉽게 떼어내도 좋다는 의미는 결코 아닐 겁니다

오류를 네 가지로 꼽고 있지요.

첫 번째는 의사의 의학적 자기만족입니다. 환자를 위한
시술, 환자의 남은 일생에 미칠 여파를 고려한 시술이 아니
라 시술 그 자체의 완성도를 위한 시술이라는 거지요. '이미
생긴 혹 열 개를 떼어내는 것보다 자궁 하나를 절제하는 편
이 효율적'이라는 말과 일맥상통합니다.

두 번째는 자궁절제가 여성의 몸과 정신에 미칠 영향을

간과한다는 것입니다. '비교적' 독립적인 장기지만 인체의 일부를 떼어냈는데 아무렇지 않을 리 없습니다. 근종 같은 병리적 요소에만 집중해 몸이라는 복합 유기체에 자궁절제가 미칠 영향을 고려하지 않고 나아가 수술 당사자의 정서와 삶 전체에 미칠 영향을 가볍게 여긴다는 얘기입니다.

세 번째는 여전히 만연해 있는 의학적 성차별입니다. 남자의 고환을 제거하는 것은 '거세'라며 심각하고 무겁게 생각하는 데 반해 난소와 자궁 절제는 여성의 상실감을 고려하지 않고 기능적 측면으로만 접근하는 경향이 있습니다. 고환암은 자궁암에 비해 확률이 낮긴 하지만 누구도 남자에게는 "더 이상 아이를 갖지 않을 거면 암에 걸릴지도 모르는 고환 따위 없어도 되지 않느냐"고 말하지 않는다는 것이지요.

네 번째는 의사와 환자 간의 의사소통 부족입니다. 자궁절제의 가장 큰 후유증 중 하나는 여성을 상징하는 장기를 잃었다는 심리적 상실감입니다. 자궁절제를 할 때 충분한 설명과 동의를 전제로 하지 않으면 환자는 더 큰 심리적 상실감에 휩싸일 수밖에 없습니다. 의사와 환자 간 지식과 정보의 불균형이 해소되지 않은 상황에서 병원에서 의사가 권하는 치료를 거부하기란 여간 어려운 일이 아닙니다.

자궁절제는 여자 몸에 어떤 영향을 미칠까

자궁절제는 자궁만 절제하는 경우와 난소까지 함께 절제하는 경우로 나뉩니다. 자궁만 절제하고 난소는 남아 있는 경우에도 호르몬 분비가 정상적으로 이뤄져야 하지만 자궁을 절제하면 난소로 가는 혈류가 줄어 정해진 시간보다 빠르게 난소 노화가 일어나는 경우가 많지요. 그런 이유로 자궁절제는 난소와 자궁을 전부 절제하는 것과 마찬가지로 조기 완경의 원인이 될 수 있습니다.

완경에 이른 여성이라고 해서 난소가 쓸모 없는 것이 아닙니다. 난소를 절제함으로써 안드로겐이 감소하면 노인 여성의 성욕 감퇴로 이어지게 되지요. 또 난소는 그대로 두고 자궁만 절제해도 대장암 위험도가 30퍼센트 높아집니다. 대장암은 전 세계 여성의 암 발병률 2위를 차지하는 암이지요. 게다가 난소 절제를 동반한 자궁절제는 높은 연령대에 할수록 대장암 발병 위험이 더 높아진다는 연구 결과가 있습니다.

하복부를 지지하던 장기를 잃을 경우 주변 근육을 받쳐주는 힘이 떨어지는 탓에 요실금이나 방광, 직장 기능 저하가 나타날 수 있습니다. 자궁절제를 받은 사람들이 흔히 하는 "아랫배가 허전하다"는 얘기가 단지 기분 탓에 하는 얘기만은 아닌 거지요.

무엇보다 큰 문제는 우울감입니다. 수술하느라 상한 몸을 회복한 후에도 오랜 기간 다양한 정신적·신체적 증상이 나타날 수 있는데 그중 우울감이 가장 흔하게 나타난다고 해요. 이외에도 안면홍조, 비뇨기계 증상, 빈뇨, 배뇨 곤란, 두통, 피로, 불면, 어지럼증 같은 증상이 나타날 수 있습니다. 이들 증세를 자궁절제술후증후군post-hysterectomy syndrome 또는 자궁절제술 후 나타나는 긴장반응증후군stress response syndrome이라 합니다. 한의학에서는 기허氣虛, 혈허, 신혼神昏, 정충怔忡 등으로 불립니다.

내 몸에 대한 결정권은 나에게 있다

무조건 절제를 피하라는 뜻이 결코 아닙니다. 다른 모든 수술과 마찬가지로 내 몸에 가하는 의료상의 결정 열쇠를 너무 쉽게 놓아버리지 말라는 뜻이에요. 똑같이 내 몸의 상징적인 일부를 절제하더라도, 모든 정보를 손에 쥐고 스스로 선택했다면 후회는 남지 않을 수 있습니다.

우리는 이미 그런 예를 알고 있습니다. 몇 년 전 자발적인 유방 절제술로 세상을 놀라게 한 할리우드 여배우 앤젤리나 졸리입니다.

당시 전 세계가 졸리의 가슴에 주목했습니다. 더 정확히는 '앤젤리나 졸리의 이미 사라진 가슴'이었지요. 스스로 자신의 유방을 절제한 세계 최고의 여배우라는 이슈는 세간을 뜨겁게 달구었습니다. 사건의 전말은 이러합니다.

졸리는 난소암으로 투병하다 세상을 떠난 어머니와 외할머니에게 물려받은 유방암 유전자(BRCA1)가 자신에게도 있다는 사실을 알게 됩니다. 그녀는 먼저 이 유전자의 염기서열을 의뢰해 분석한 다음 자신이 유방암에 걸릴 확률을 최소화하기 위해 양쪽 유방을 절제하기로 결정합니다. 그리고 이 모든 내용을 대중에게 알리기로 결심하고 2013년 5월 〈뉴욕타임스〉에 '내 의학적 선택My Medical Choice'이라는 제목의 글을 기고합니다. 그 글에서 그녀는 이렇게 말합니다.

"내가 지금 이 글을 쓰는 이유는 다른 여성들도 내 경험에서 혜택을 받을 수 있으리라 기대하기 때문이다. 그들도 나처럼 유전자 검사를 받고 만약 위험도가 크다면 자신이 선택할 수 있는 강력한 방안이 있음을 알기를 바란다."

저명한 유전학자이자 심장전문의인 에릭 토폴Eric Topol은 책《청진기가 사라진 이후The Patient Will See You Now》에 졸리의 선택이 의료의 새로운 시대를 상징적으로 표현한다고 썼습니다. 새로운 시대의 핵심은 결정권이 개인에게 돌아간다는 것이고 그녀의 칼럼 제목처럼 '내 선택'이 중요해진다는 뜻이지요. 개인이 접근할 수 있는 의학 정보는 점점 더 늘어나고 있고 주기적인 건강검진을 받는 우리에게는 내 몸을 알아낼 기회가 열려 있습니다. 졸리의 사례가 머나먼 타국의 이야기만은 아니라는 거예요.

자궁도 마찬가지입니다. 왜 꼭 절제해야 하는지, 절제 이외에 다른 어떤 대안이 있는지 알아야 합니다. 혹시 모를 일부 의사의 잘못된 믿음에 기인해, 환자 몸보다 진료수가 상승을 우위에 두어, 정보 불균형을 이용한 제약회사의 압박때문에 하지 않아도 될 절제수술에서 벗어날 수 있다면 말이지요. 물론 그런 경우는 극히 일부일 겁니다. 그래도 만약 내게 그런 일이 일어난다면 내게는 전부인 일이 됩니다. '극히 일부'라는 확률 논리가 나를 보호해주지는 않지요. 우리가 기댈 진짜 울타리는 내가 내 몸을 알고 스스로 결정하는 것뿐입니다. 잘 모르겠다면 적어도 여러 명의 전문가를 만나 의견을 들어보세요.

기억해주세요. 자궁은 그저 임신과 출산이 아니면 더 이상 필요 없는 장기가 아니라는 것을요. 치명적이지 않다면 내 장기를 최대한 보존하겠다는 선택도 존중받아야 합니다. 무엇보다 스스로 의학적 결정을 할 수 있으려면 내 몸에 관한 의학 정보는 누구도 아닌 내가 갖고 있어야 한다는 것을 잊지 마세요.

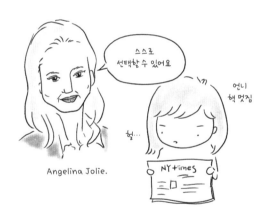

Angelina Jolie.

⟿ 무조건 절제를 피하라는 뜻이 결코 아닙니다. 다른 모든 수술과 마찬가지로 내 몸에 가하는 의료상의 결정 열쇠를 너무 쉽게 놓아버리지 말라는 뜻이에요.

자궁절제: 있어도 그만, 없어도 그만인 자궁은 없다

10

임신:
난임은 있어도 불임은 없다

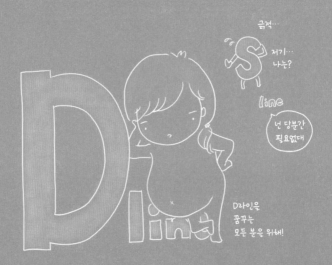

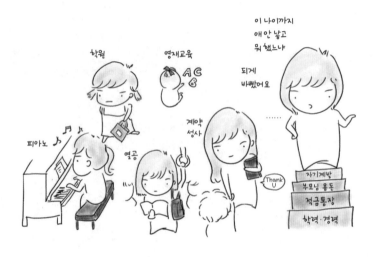

⇨ 공부할 수 있을 때 공부하고,
일할 수 있을 때 일하느라 늦었습니다만.

난임, 저출산만큼 뜨거운 이슈

우리는 모두 꼬리에 꼬리를 무는 '성화' 시리즈를 알고 있습니다. 학창 시절에는 좋은 대학에 가라고 성화, 대학에 들어가면 좋은 데 취업하라고 성화, 취업하면 결혼하라고 성화, 결혼하면 애 낳으라고 성화, 첫째를 낳으면 둘째를 낳으라고 성화. 그렇게 시간이 흘러 자식들이 결혼하면 자식이 자기 아이를 데려와 봐달라고 성화라고요.

돌림노래 같은 이 성화 시리즈의 한 소절 넘어가기가 녹록치 않은 현실이지만 여기서는 '결혼했으면 애 낳아야지' 구절을 떼어내볼까 합니다. 세상 어느 것 하나 내 맘대로 되는 게 없는데 그중에서도 아이를 갖는 건 특히, 유난히, 절대로(부사를 세 개나 썼습니다), 전혀(하나 더 썼네요) 맘대로 안 됩니다. "자식은 내 맘대로 안 된다"는 말은 알고 보면 아이가 생기기 전부터 해당되는 얘기죠. 비록 임신·출산 영역에서 '의느님'의 존재감이 커지고 있긴 해도 원하는 시기에 척척 임신할 수 있는 사람은 없습니다.

지금은 유례없는 저출산 시대입니다. 2016년 통계청은 한 해 출산 아동이 30만 명대로 줄어드는 시기를 20년쯤 후로 내다봤으나 그 이듬해인 2017년에 바로 35만 명으로 떨어졌지요. 2018년 대한민국 출산율은 0.97명으로 현재 전 세계 모든 나라 중 유일하게 출산율 0명대입니다. 앞으로도 이 수치는 올라갈 길이 요원해 보입니다. 초저출산 국가라는 타이틀을 당분간 유지할 전망이지요.

다른 한편에는 여전히 아이를 낳기 위해 애쓰는 난임부부들이 있습니다. 결혼연령이 올라가고 출산연령은 그보다 더 올라갈 수밖에 없는 '요즘 부부'들은 높은 확률로 난임 때문에 고통을 겪거나 적어도 난임일지도 모른다는 공포에 시달립니다. 난임부부를 위한 인공수정, 시험관아기 같은 보조생식술도 보편화해 2017년에 태어난 아기 100명 중 6명이 난임 시술로 태어났다고 합니다. 아이러니하게도 요즘 시대의 난임은 저출산만큼이나 뜨거운 이슈입니다.

설마 내가 안 될 리가, 설마 우리가 그럴 리가

많은 난임부부의 사연은 공교롭게도 엇비슷하게 닮아 있습니다. 그들 중 누구도 '나는 아마 난임일 거야'라고 예측한

이는 없습니다. 누구나 은연중에 '나는 원할 때 임신할 수 있을 거야'라고 생각하기 때문에 임신을 미루고 계획합니다. 그러다 뒤늦게 난임 진단을 받으면 큰 충격을 받지요. 이는 '왜 하필 나일까'라는 자괴감으로 이어지기도 합니다. 임신이 되느냐 마느냐는 당연하게도 임신해보기 전에는 확인할 길이 없기 때문이지요.

난임 진료를 하면서 제가 자주 듣는 질문이 있습니다.

"결혼 후 쭉 피임하다가 지난달부터 임신을 시도하고 있는데 지난달, 이번 달 다 임신이 안 됐어요. 제게 문제가 있는 거 아닐까요?"

"지난달 시험관 시술을 했는데 배아가 최상급이라 했고 자궁내막 두께도 괜찮다고 했는데 임신이 안 됐어요."

저는 이렇게 답합니다.

"그것만으로는 아무것도 알 수 없고 결론을 내리기에는 너무 이릅니다."

난자와 정자에 아무 문제가 없고 임신 환경에 어떠한 방해가 없으며 부부관계가 충분히 이뤄진다 해도 임신할 확률이 100퍼센트인 법은 없습니다. 아무 문제가 없어도 자연의 섭리에 따라 임신이 되지 않을 확률은 언제나(생각보다 높은 확률로) 존재한다는 뜻입니다. 임신 원리를 제대로 이해하지 못한 탓도 있겠지만 난임을 바라보는 인식이 높아지면서 생각보다 많은 사람이 '혹시 임신이 되지 않으면 어떡하지' 하는 스트레스에 시달리고 있습니다.

가임력과 수태능

임신에 성공할 확률을 수태율이라고 합니다. 수태율을 설명할 때는 흔히 두 가지 개념이 등장하지요. 바로 가임력과 수태능입니다.

○ 가임력fecundity: 한 번의 월경주기 안에 피임하지 않고 임신해 생존 태아를 출산할 확률.

○ 수태능fecundability: 한 번의 월경주기 안에 피임하지 않고 임신할 확률.

다시 말해 가임력은 임신해서 출산까지 할 확률, 수태능은 임신할 확률을 말합니다. 건강한 부부의 경우 정상적인 성

생활로 한 달 안에 임신할 확률(수태능)은 20~25퍼센트입니다. 3개월 동안 시도하면 57퍼센트, 6개월이면 72퍼센트, 1년간 피임하지 않고 노력해도 85퍼센트에 불과합니다. 건강하고 아무 문제가 없는 부부도 열에 한둘은 1년간 노력해도 임신이 되지 않는다는 뜻입니다. 한편 시험관 시술 수태능은 연구 기관마다 수치 차이가 있지만 1회에 성공 확률이 대략 30퍼센트입니다. 두 가지 확률 모두 적어도 1년은 시도해야 100퍼센트에 가깝게 수렴합니다.

난임을 정의할 때 기준이 되는 기간을 '1년'으로 두는 것도 그 때문입니다. 1년 동안 특별히 피임하지 않고 주기적으로 부부관계를 가졌는데도 임신이 되지 않는다면 '건강해도 운때가 맞지 않은 15퍼센트'거나 둘 중 누군가는 임신 관련 기능에 이상이 있다는 뜻일 겁니다. 전자는 열에 한두 명입니다. 이들은 치료 영역에 한 발만 들어서도 임신이 되는 경우가 많습니다. 그 외에는 모두 후자라고 볼 수 있습니다.

난임 시술, 언제 시작하는 게 좋을까

진단 기준

난임의 진단 기준은 '부부가 피임하지 않고 1년 이상 정상적인 부부생활을 해도 임신이 안 되는 경우'입니다. 원래 난임 진단 기준에는 나이 제한이 없습니다. 나이에 상관없이 1년 동안 아이가 생기지 않는다면 난임으로 치료받을 수 있지요. 단, 여성의 평균 결혼연령과 초산연령이 이미 30대로 넘어온 지 오래이므로 연령에 따른 위험도 파악은 필수입니다. 여성이 만 35세 이상일 경우 1년이 아니라 6개월 내에 임신이 되지 않으면 병원에서 진단을 받아보길 권하고 있습니다. 만 40세 이상인 경우라면 지체하지 말고 곧장 검사받는 것을 권장하고요. 정부에서 제공하는 난임 시술과 지원에도 연령에 차이를 두고 있습니다.

최근에는 남자의 정자가 원인인 난임 비율이 늘고 있습니다. 이는 실제로 느는 것 이상으로 '검사받는 비율'이 늘어난 영향이지요. 제일병원에서 2011~2014년 임신 전 건강관리를 위해 병원을 찾은 여성 260명을 조사한 결과 남성이 함께 건강관리를 받은 비율은 23.5퍼센트(61명)에 불과했는데, 그중 절반이 정액 검사 결과 문제가 있는 것으로 나타났습니다. 난임의 원인은 양쪽 누구에게든 있을 수 있습니다. 그러니 부부가 함께 검사받고 치료하는 것이 중요합니다.

임신 연령이 높을수록 곧바로 병원에 가보길 권하는 가장 큰 이유는 시간을 끌지 않는 게 확률을 높이는 길이기 때문입니다. 이는 비단 여성의 몸이 다달이 노화해서만은 아닙니다.

현대의학은 난임 극복을 위해 보조생식술이라 불리는 여러 시술(배란 유도, 인공수정, 체외수정)을 마련해놓고 있습니다. 다만 마음먹은 날 당장 병원에 간다고 즉시 시술을 받을 수 있는 것은 아닙니다. 처음 내원하면 혈액 검사, 정액 검사를 하고 이상이 없을 경우 초음파를 보고 나팔관 조영술을 합니다. 그래도 안 되면 배란 유도를 하고 그 와중에 근종을 발견할 경우 근종을 제거합니다. 그렇게 몇 달을 기다리다 보면 시간이 지나 또 혈액 검사를 하는 식이라 첩첩산중입니다. 여기에다 월경주기가 맞지 않으면 검사 자체가 불가능한 경우도 많습니다. 몇 달에서 일 년이 우습게 흘러갈지도 몰라요.

"난임은 있어도 불임은 없다"는 말은 진짜입니다. 가지

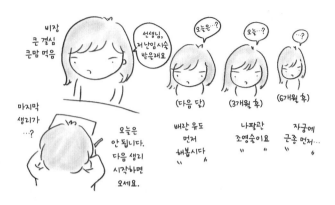

⇨ 임신 연령이 높을수록 곧바로 병원에 가보길 권하는 가장 큰 이유는 시간을 끌지 않는 게 확률을 높이는 길이기 때문입니다. 다만 마음먹은 날 당장 병원에 간다고 즉시 시술을 받을 수 있는 것은 아닙니다.

를 쳐내고 핵심만 쓰면 "불임은 없다"입니다. 실제로 과거에는 나이, 과거 병력, 현재의 건강 상태 때문에 절대 임신할 수 없을 거라 여겼던 경우도 최근에는 임신에 성공하곤 합니다. 임신은 불가능한 게 아니라 어려울 뿐이고 언제 올지는 여전히 모르지만 포기하지 않으면 언젠가 오긴 온다는 것이 요즘 상식입니다. 그러니 나이 몇 살에 아이가 갖고 싶어졌든 막연히 포기하기에는 이른 나이라고 말하고 싶습니다. 일단 갖고 싶은 그 순간 행동하면 됩니다. 포기는 의사를 만나고 난 뒤에 해도 늦지 않아요.

난임 클리닉 가기 전에 꼭 알아야 할 것들

난임 클리닉 플로차트

"뭐 다 그런 거지만 로맨스라곤 없죠."

난임 시술을 위해 병원에 다니는 서른아홉 주은 씨가 너털웃음을 지으며 했던 말입니다. 난임 클리닉을 방문하면 임신을 바라보는 시각이 확 달라집니다. 이제부터 임신에 직접 관계하는 사람은 '나와 배우자' 둘이 아니라 '나와 배우자와 주치의' 세 사람으로 바뀌지요. 앞으로 진행하는 일련의 과정은 그야말로 치밀한 계획이 앞서고 착오 없는 수행이 뒤따라야 하는 전략적 팀 프로젝트입니다. 고전적인 부부관계와 개인적이고 은밀한 임신 규칙이 다 흔들리지만 뭐, 어떻습니까? 부부생활 그 자체가 이미 둘이서 일생을 두고 하는 장기 팀플 아닌가요?

난임 클리닉에서 받을 수 있는 도움에는 여러 가지가 있습니다. 진료 흐름과 순서를 말할 때는 보통 플로차트라는 말을 쓰지요. 난임 클리닉의 플로차트를 알기 쉽게 그려보았습니다.

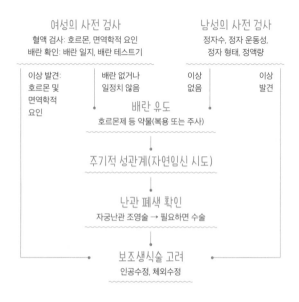

여성의 사전 검사
혈액 검사: 호르몬, 면역학적 요인
배란 확인: 배란 일지, 배란 테스트기

남성의 사전 검사
정자수, 정자 운동성,
정자 형태, 정액량

| 이상 발견:
호르몬 및
면역학적
요인 | 배란 없거나
일정치 않음 | 이상
없음 | 이상
발견 |

배란 유도
호르몬제 등 약물(복용 또는 주사)

주기적 성관계(자연임신 시도)

난관 폐색 확인
자궁난관 조영술 → 필요하면 수술

보조생식술 고려
인공수정, 체외수정

⇨ 난임 클리닉 플로차트

진료는 특이사항이 없는 한 간단한 검사로 시작해 자연임신을 보조하는 단계로 출발합니다. 앞서 말한 사례 중 아무 이상이 없는데도 임신이 되지 않은 경우, 검사를 받아 문제점을 발견하면 임신 성공에 도움을 받을 수 있습니다. 정확한 배란일을 파악하는 것만으로도 효과가 있고 쉽게 극복할 수 있는 부분은 치료가 가능하니까요. 각 단계에서 임신이 이뤄지지 않으면 다음 단계로 넘어가지요. 각 단계별로 살펴보겠습니다.

사전 검사

사전 검사에서 남자는 간단히 정액 검사만 하는데 채취한 정액으로 정액량, 정자 수, 정자 형태, 정자 운동성 이렇게 네 가지 항목을 봅니다.

정액량과 단위 부피당 정자 수도 중요하지만 개체수가 아무리 많아도 기형 정자 비율이 너무 높거나 정자의 직진 운동성이 떨어지면 임신이 어려울 수 있습니다. 이 두 가지는 흡연, 음주, 운동 등 생활습관의 영향을 많이 받습니다. 또 정자는 서늘한 환경에서 만들어지기 때문에 반신욕을 하거나 너무 꽉 끼는 속옷과 바지를 입으면 정자 생성에 좋지 않은 영향을 미치지요. 검사 당시의 컨디션에 따라 달라지기도 하고요. 그러므로 단기간의 관리로 수치가 호전되는 경우가 많습니다.

여자는 좀 더 복잡합니다. 우선 혈액 검사로 임신 관련 호르몬 분비가 적절한지 확인합니다. 난포자극호르몬, 황체형성호르몬, 에스트라디올과 프로락틴, 갑상선호르몬, 황체호르몬 검사를 기본으로 하고 다낭성난소증후군의 경우 혈중

글루코스와 인슐린 농도를 확인합니다. 이때 난소예비능을 파악하는 AMH 수치가 가장 핵심입니다.

난임 클리닉에 다녀온 사람들은 간혹 "제 난소 나이가 몇 살이래요" 하고 말하는데 그 난소 나이를 결정하는 것이 바로 AMH입니다. 앞에서도 언급했지만 사춘기 이후 AMH 수치가 점차 높아지다가 스물다섯 살에 수치가 정점에 도달하고 완경기가 가까워질수록 AMH 수치는 점점 떨어진다고 해요. 난소예비력을 파악하는 지표는 여러 가지가 있지만 그중 AMH가 유효한 지표로 손꼽힙니다. 다만 이 수치가 임신 성공률과 절대적으로 관련이 있거나 더 유효한 난임 시술 종류를 결정하는 것은 아닙니다.

난임 클리닉에 방문할 때는 이전 월경 시작일이 언제였는지 적어도 3주기 이상 파악한 뒤 월경 시작 후 2~3일 내에 방문하는 게 좋습니다. 월경주기로 배란기도 파악할 수 있거니와 그때가 혈액검사를 하기에도 적절한 시기거든요. 월경주기가 불규칙하거나 월경이 아예 없거나 주기가 지나치게 길면 배란 유도를 시도해보는 게 좋습니다.

배란 유도

사전 검사 후 자연임신을 시도하는 과정에서 배란 유도를 하는 경우도 있지만 인공수정과 체외수정(시험관 시술)을 할 때는 이 과정이 필수적으로 포함되어 있지요. 차이가 있다면 자연임신 시도 과정 중에는 먹는 약으로 정상 배란을 유도하는 경우가 많고, 시술을 앞두고 과배란을 유도할 때는 배에 직접 놓는 주사제로 여러 개의 난자를 배란하도록 의도하는 경우가 많다는 정도입니다.

약이든 주사든 성분은 몸의 난포를 성숙하게 하는 호르몬입니다. 복용(또는 주사)하면서 주기적으로 난소에서 난포가 자라는 것을 초음파로 관찰하지요. 난소가 성숙해 배란이 임박했다고 판단하면 부부관계를 갖도록 일정을 짜주거나 배란 주사라는 또 다른 호르몬제를 놓아 정확한 시점에 배란되도록 대처합니다. 배란은 대략 한 달에 한 번뿐이고 단 며칠에 불과한 기회가 시작되는 때이므로 잘 관찰해야 하죠.

과배란 유도 과정에서 나타날 수 있는 부작용으로 난소과자극증후군OHSS, ovarian hyperstimulation syndrome이 있습니다. 초기 증상은 '배가 좀 빵빵하다'는 느낌 정도지만 심해지면 복수가 차거나 호흡곤란이 오고 혈액 내 단백질과 혈장 성분 등에 변화가 일어나 혈장 유출이 더 심해지는 등 위험한 상황까지 갈 수도 있습니다. 이 경우 지체하지 말고 병원으로 가 응급 관리를 받아야 합니다. 또 다른 부작용으로는 먹는 배란유도제 클로미펜을 장기 복용했을 때 자궁내막이 얇아질 수 있다는 겁니다. 클로미펜을 일정 기간 복용 후 초음파로 자궁내막이 얇아지는 경향이 보이면 약을 바꾸거나 일시적으로 배란 유도를 중단하기도 합니다.

자궁난관 조영술: 난자가 나가신다, 길을 비켜라

여러 번의 배란 유도와 자연임신을 시도해도 성과가 없을 경우 꼭 거치는 것이 자궁난관 조영술입니다. 자연임신에서 난자나 수정란이 이동하는 경로인 난관이 자궁까지 고속도로처럼 잘 뚫려 있는지 파악하는 검사지요. 질에서 자궁경부로 조영제를 주입해 자궁부터 난관까지 빈 공간이란 공간은 꽉 채운 다음 X-선 촬영을 합니다. 조영제가 채워진 곳은 하얗게 보이고 막혀 있거나 찌그러진 부분은 어둡게 보이죠. 이 검사로 자궁 기형 또는 난관이 중간에 막혀 있지 않은지 확인할 수 있습니다.

자궁난관 조영술은 검사인 동시에 가벼운 치료를 겸합니

다. 난관이 좁아졌거나 막혀 있다가 조영제가 지나가면서 뚫리는 경우도 있다고 해요. 만약 검사 결과 양쪽 난관이 모두 막혀 있다면 자연임신, 인공수정을 모두 건너뛰고 체외수정으로 직행하는 것을 권장하기도 하니 결과 분석은 주치의와 상담하는 것이 좋겠습니다.

인공수정이냐, 체외수정이냐

위 과정을 모두 거치고도 임신이 되지 않으면 난임 클리닉의 마지막 단계인 보조생식술을 만납니다. 어느 검사에서도 이상이 나타나지 않았지만 임신이 되지 않은 '원인 불명'의 난임부부나 사전 검사에서 정자에 심각한 문제가 있음을 발견한 경우, 항정자항체를 확인한 경우입니다.

보조생식술은 인공수정과 체외수정(시험관아기)이 대표적인데 그 과정에서 여러 가지 고도 기술을 동원하지요. 쉽게 말해 보조생식술 성공은 의사의 정확한 진단과 시술뿐 아니라 정자와 난자를 처리하고 수정란을 만들어 배양하는 연구소 기술이 시너지를 일으켜 완성합니다. 이름 있는 난임 병원들이 대부분 규모 있는 연구소 시설을 갖추고 있는 이유

이기도 해요. 이 부분은 난임 병원을 선택하는 기준이 될 정
도로 중요합니다.

인공수정

인공수정의 개념은 아래와 같습니다.

> 호르몬제로 조절한 배란기에 정액에서 뽑아낸 건강한 정자를
> 질 내에 주입.

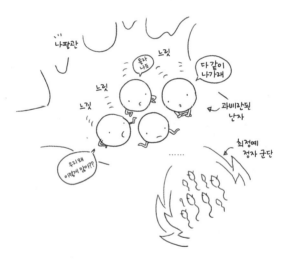

➡ 인공수정은 과배란된 난자와 정제한 정자의 다多 대 다多 만남이죠.
　만나는 장소는 자연임신처럼 여성의 난관입니다.

인공수정은 간단한 시술입니다. '인공'이라는 말의 어감 때문인지 시험관에서 수정란을 만드는 체외수정과 개념을 혼동하는 경우도 많죠. 인공수정에서 인공적인 과정은 과배란 유도, 정액을 정제해 양질의 정자를 농축하는 것, 농축한 정자를 자궁에 직접 주입하는 것뿐입니다. 시술시간도 짧고 (5분 이내) 시술 후 관리도 특별한 건 없지요.

원인 불명의 난임은 보통 체외수정보다 인공수정을 먼저 시도해보는 경우가 많습니다. 비록 체외수정이 성공률이 높긴 하지만 여러모로 여자 몸에 무리가 가고 비용도 비싸거든요.

체외수정

체외수정의 개념은 다음과 같습니다.

> 여자 몸에서 난자를 추출하고 남자 정액에서 정자를 추출한 다음 시험관에서 수정란을 이루게 해 자궁 내에 직접 주입.

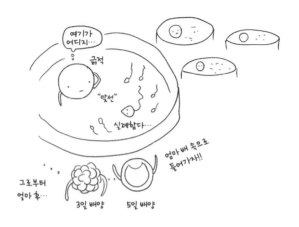

⇨ 몸 밖으로 빼낸 난자와 정제한 정자를 최대한
몸과 같은 환경에서 수정시킨 뒤 잘 배양된 것만 다시 넣어줍니다.

체외수정은 흔히 시험관아기라고 합니다. 체외, 즉 몸 밖에 있는 어떤 시험관에서 난자와 정자를 수정시키기 때문이지요. 그 과정은 인공수정보다 한층 복잡합니다. 인공수정에 비해 체외수정이 힘든 이유는 과배란된 여러 개의 난자를 한꺼번에 채취하는 과정이 필요한데 이것이 보통 수면마취 상태에서 이뤄지기 때문이죠. 이는 난소과자극증후군과 함께 여자 몸에 부담을 줍니다. 수정란을 주입하는 시술은 인공수정 때 정자를 주입하듯 간단히 끝납니다.

체외수정에서는 여러 개 난자를 채취해 한 번에 가능한 한 많은 개수의 배아를 만들어냅니다. 그중 연령 기준에 따라 보통 배아를 1~3개까지 이식하는데 시술 후 남은 배아는 최대 5년까지 냉동 보관할 수 있습니다. 이번 체외수정 시술에서 임신하지 못하면 원할 때 냉동배아로 다시 이식을 시도할 수 있지요.

보조생식술 전 과정을 통틀어 거의 유일하게 기술로 접근하지 못하는 과정이 '착상'입니다. 배아를 3~5일간 키워 자궁에 직접 넣어주었는데도 번번이 착상되지 않으면 도리가 없다는 거죠. 체외수정 시술을 완료한 후 질정이나 주사제를 이용해 착상을 돕는 호르몬을 공급하긴 하지만 효과는 미지수입니다. 평소 충실한 몸 관리로 건강한 자궁 내 환경을 만드는 것이 중요한 이유입니다.

세 가지만 기억하자

난임은 제게도 무척 어려운 주제입니다. 기술이 아무리 발달했어도 사람의 힘으로 할 수 없는 부분이 있기 때문입니다. 임신은 노력할 수 있는 부분은 끝까지 해본 뒤 기다리는 자세가 필요합니다. 난임 치료 과정에서 부부가 겪는 스트레스를 줄일 수 있게 이 부분을 잘 설명하고 공감하도록 하는 것이 의사의 중요한 역할이기도 합니다. 임신을 위해 노력할 때에는 다음 세 가지 지침이 도움이 될 거예요.

1. 임신은 여자 혼자만의 일이 아니다.
2. 난임 클리닉의 도움을 받는 건 부끄러운 일이 아니다.
3. 임신과 관련된 속설의 진위를 파악할 수 있는 눈을 길러야 한다.

11

임신 잘 되는 법에 대한 진실

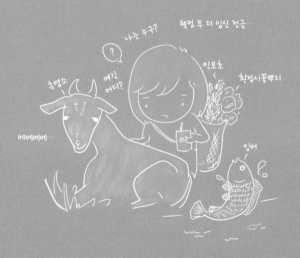

웰컴 투 더 임신 정글…

나는 누구?

?

익모초

흰점시꽃뿌리

흑염소

여긴 어디?

메에에에에…

잉어

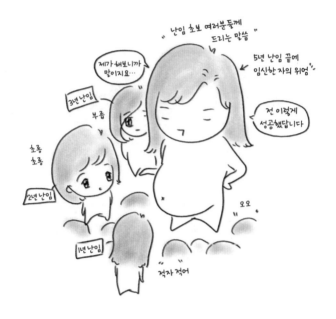

⇨ "나는 이렇게 성공했다"가 주는 힘은 대단합니다.
나와 전혀 다른 환경에 있는 사람의 경험이 나에게
적용될 확률은 크지 않은데도 말이죠.

임신에 관한 속설, 어떤 것을 믿어야 할까

임신을 준비하는 사람에게는 세상에 떠도는 온갖 얘기가 들려옵니다. 임신 관련 커뮤니티에서도 각종 음식과 비법 간증이 이어집니다.

정보가 넘쳐날 때는 증거를 찾는 습관을 들여야 합니다. 가장 명확한 증거는 해당 내용을 연구한 논문일 겁니다. 신뢰성 있는 기관의 통계 결과도 좋습니다. 해당 분야 전문가의 말도 그런 증거를 기반으로 하므로 가치가 있습니다. 또 맞는 정보라도 나의 상황에 맞게 따져보는 것이 좋습니다. 이를테면 내게 적용 가능한 것인지, 80퍼센트에게 맞더라도 내가 나머지 20퍼센트에 속할 확률이 더 높지 않은지, 이미 반론이 등장한 낡은 사실이 아닌지, 혹시 불완전한 진실의 일부만 알고 있는 건 아닌지 등을 따져봐야 합니다.

지금부터 임신에 관한 온갖 비법과 속설을 살펴볼게요. 넘치는 정보에서 옥석을 가려내는 법도 함께 알려드립니다.

음식의 진실: 포도즙부터 커피까지

포도즙을 먹으면 착상이 잘 된다?

실제로 포도즙의 대표 성분인 레스베라트롤은 대사물질로, 배아 손상을 막아준다는 연구 결과가 있습니다. 임신 초기에 포도즙을 먹으면 유리하다는 이야기는 일리가 있는 셈이지요.

문제는 좋다는 말만 믿고 너무 많이 먹으면 안 된다는 겁니다. 이 달달한 과일즙은 단당류 비율이 높아 마시면 마실수록 혈당 수치가 급격히 올라갈 수 있습니다. 혈당이 갑자기 높아지면 이를 에너지로 만들어 대사하기 위해 인슐린 같은 대사호르몬이 대거 쏟아지고 대사물질이 늘어나 몸이 스트레스를 받습니다. 오히려 수정과 착상을 방해할 수도 있다는 거지요. 비만이나 당뇨 같은 대사장애가 있는 경우라면 적은 양으로도 문제가 생길 수 있으니 주의해야 합니다.

유제품, 석류즙, 붉은 살코기는 여자에게 좋은 음식일까?

그럴 수도, 아닐 수도 있습니다. 분명 영양이 풍부한 음식이긴 하지만 혹시라도 자궁근종이 있다면 좋은 음식이 아닐 수도 있거든요. 학계의 의견이 아직 분분하지만 최신 연구에 따르면 근종이 있거나 근종 수술을 한 경우 위에서 말한 음식은 근종을 더 자라게 하는 요인이 될 수 있습니다. 자궁근종은 위치에 따라 착상을 방해하거나 유산의 원인이 되기도 합니다.

친정어머니(시어머니)가 흑염소를 먹으라고 해요

이런 경우 많습니다. 묻지도 따지지도 않고 그냥 달여 오는 분들도 많다고 해요. 전통적으로 임신이나 산후 관리에 도움을 준다고 알려진 흑염소, 잉어, 가물치 같은 음식의 핵심은 '고단백·고영양'입니다. 임신이란 사람이 몸을 쪼개고 나눠 또 한 명의 사람을 만드는 과정이라 상당한 단백질과 영양분이 몸에서 빠져나갑니다. 먹을 것이 풍족하지 않던 과거에는 더더욱 모체와 태아에 영양을 효율적으로 공급하는 길이었을 겁니다.

"그래서 먹으면 좋나요?"라고 물으면 저는 두 가지를 확인합니다.

첫 번째 질문은 '믿을 만한 데서 깨끗하게 달인 걸까?'입니다. 영양원, 건강원 같은 곳은 위생이 문제가 되는 경우가 많습니다. 약재나 식재료에 써도 될 만큼 제대로 관리한 동물을 썼는지, 만드는 과정이 위생적인지 필히 확인해야 합니다. 특히 동물성 재료를 오랜 시간 두고 달이려면 방충, 방서에 더 신경 써야 하지요.

이 문제를 충족했을 때만 두 번째로 '체질에 따라 다르다'는 얘기를 할 수 있습니다. 열이 많은 체질에는 맞지 않는 경우가 많고 기력이 너무 쇠해 소화 기능이 떨어진 경우 설사를 일으킬 수 있습니다. 그리고 요즘처럼 영양이 풍부한 시대에는 제때 균형 잡힌 식사를 하는 것만으로도 필요한 영양을 충족하는 경우가 많지요. 고단백·고영양식은 굳이 흑염소가 아니라 양질의 쇠고기와 달걀, 닭고기만으로도 충분합니다.

커피는 하루 한 잔 정도는 마셔도 된다던데?

임산부의 카페인 권장 섭취량은 하루 200밀리그램으로 알려져 있습니다. 커피 한 잔 정도는 마셔도 괜찮다는 게 정석이지요. 과연 그럴까요? 수치와 통계는 판단 근거를 제시하지만 보이지 않는 함정을 경계해야 합니다.

첫 번째 함정은 '카페인=커피'가 아니라는 것입니다. 홍차, 블랙티, 코코아, 커피우유, 초콜릿우유, 초콜릿, 진통제, 탄산음료에도 다량의 카페인이 들어 있거든요. '커피 한 잔'의 안전은 다이어터들이 칼로리를 계산하듯 하루의 카페인을 계산해 먹을 자신이 있을 때만 유효합니다.

두 번째 함정은 '임산부에게 하루 한 잔이면 임신 전에는 그보다 좀 더 마셔도 되지 않을까' 하는 겁니다. 2018년 학술지 〈임신과 난임Fertility and Sterility〉에 실린 미국 국립보건원의 연구에 따르면 임신 전 카페인이 든 음료를 많이 마신 여성은 유산 위험이 74퍼센트나 높아지는 것으로 나타났습니다. 이 연구에서 '많이'란 하루 두 잔 이상입니다. 하루 한 잔보다 더 많이 마시면 좋지 않다는 뜻이니 임산부일 때와 똑같습니다. 산모가 35세 이상인 경우 나이가 더 어린 산모보다 유산 위험이 더 높다고 하지요. 한 잔도 안전 범위가 아닙니다.

세 번째 함정은 '남자는 괜찮겠지'입니다. 위의 동일한 연구에 따르면 부부 중 남성이 커피를 많이 마신 경우에도 유산 위험이 73퍼센트나 증가했다고 합니다. 여자만 조심한다고 되는 일이 아니라는 뜻이지요.

카페인은 몸에서 물을 빼냅니다. 단순히 수분만 날리는 게 아니라 결과적으로 몸을 마르게 만드는데 이 상태를 한의학에서 '음허'라고 진단해요. 몸에서 계속 수분이 빠져나가면 몸에 영양분이나 신호를 전달할 혈액, 체액, 호르몬 등 모든 것이 제 기능을 하지 못합니다. 이 때문에 저는 임신을 준비하는 사람에게 커피를 권하지 않는 경우가 많아요.

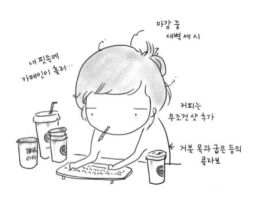

⇨ 제 혈관 속에도 피 대신 카페인이 흐르던 날들이 있었습니다.

영양제의 진실: 용량과 시기가 중요하다

임신을 준비하는 많은 여성이 복용하는 영양제는 엽산입니다. 세포가 빨리 자라는 곳이면 어디든 꼭 필요한 영양소가 엽산이고 엽산이 부족할 경우 신경관 같은 중요 부위가 제대로 자라지 않아 기형이 생긴다고 알려져 있지요. 그 밖에도 빈혈이 있는 경우 철분제를 챙겨 먹기도 하고 건강을 위해 다종의 종합비타민제를 복용하기도 합니다.

임신 전과 임신 중에 영양제를 복용할 때 중요한 것은 용량입니다. 특히 간과하기 쉬운 것이 과잉 문제입니다. 결핍을 메우려고 복용하는 것이 영양제지만 비타민과 미네랄은 사실 아주 적은 양으로 몸의 기능을 조절하는 영양소이므로 과잉증 역시 잘 알아두어야 하죠.

가장 주의를 요하는 영양소는 지용성 비타민인 비타민 A와 비타민 D입니다. 수용성 비타민은 쓸 만큼만 쓰고 나머지는 몸 밖으로 빠져나가는 데 비해 지용성 비타민은 몸속에 축적되기 때문에 임신 전부터 주의해야 해요. 특히 비타민 A는 많은 양을 복용하면 기형아 발생 위험이 있으므로 하루 5000IU를 넘지 않도록 권합니다. 비타민 D 역시 1000IU 이상 섭취하는 것은 삼가해야 하고요. 칼슘제를 복용하고 있다면 비타민 D 섭취가 과잉이 아닌지 특히 더 주의해야 합니다. 보통 칼슘제에는 흡수율을 높이기 위해 비타민 D가 포함되어 있거든요.

시기도 중요합니다. 엽산처럼 임신 기간 내내 중요한 영양소도 있지만 철분은 입덧이 있는 초기에 먹으면 오히려 입덧이 심해지기도 합니다. 철분은 임신 후반부터 수유기까지가 더 중요한 영양소죠. 칼슘 역시 임신 중에는 과량을 섭취할 필요가 없습니다. 이때는 에스트로겐 분비가 늘어나 음식에서 칼슘을 더 잘 흡수하도록 도와주거든요. 칼슘은 수유기가 더 중요합니다. 출산하면 호르몬 양이 줄어드니까요.

생활습관의 진실: 배가 따뜻하면 무조건 좋을까

여자는 몸을 따뜻하게 해야 한다는 어르신들 말씀은 옳습니다. 아랫배가 따뜻해야 몸 전체 순환이 잘 이뤄진다는 얘기는 이 책에서도 여러 번 강조했죠. 이 공식은 임신을 준비하는 과정에도 적용할 수 있습니다. 춥고 척박한 밭에서

씨앗이 잘 뿌리내리지 못하듯 냉증을 겸한 자궁은 착상에 필요한 내막 성장이나 혈액 공급에 불리하지요.

그렇지만 막상 임신한 후에는 얘기가 조금 달라집니다. 아직 임신 확정은 아니지만 난임 시술을 받아 몸속에 수정란이 있어도 마찬가지입니다. 이 시기에 뜨거운 곳에 들어가는 것은 금물입니다. 배에 핫팩을 대거나 반신욕을 하거나 사우

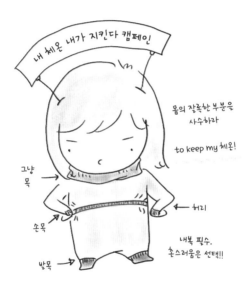

⇨ 임신 준비 중이거나 임신 중에는 무조건 몸을
뜨겁게 하기보다 체온을 최대한 유지하는 것이 중요합니다.

임신 잘 되는 법에 대한 진실

나 실에 들어가는 것도 모두 금기사항이지요. 배아는 열에 매우 약합니다. 뜨거운 곳에 오래 머물면 변성이 일어나거나 살지 못할 수도 있어요. 그렇다고 배를 내놓고 차갑게 하라는 뜻은 전혀 아닙니다.

임신을 시도하고 있거나 시술을 받은 뒤에는 '외부에서 열을 공급하는' 방식 대신 '내 체온을 최대한 지키는' 방식을 택하는 편이 안전합니다. 얇고 편안한 옷을 여러 개 겹쳐 입되 배로 바람이 들어가지 않게 옷을 여며 곳곳을 막아줍니다. 밑위가 짧지 않아 배를 덮는 하의를 입고 발목은 목이 긴 양말로 가려주세요. 하체로 들어가는 차가운 외부 공기를 차단할 수 있다면 그걸로 충분합니다.

12

출산과 산후조리:
내 몸 되돌리기

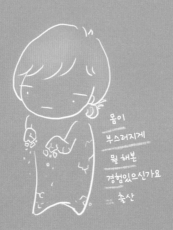

몸이
부스러지게
뭘 해본
경험있으신가요
— 출산

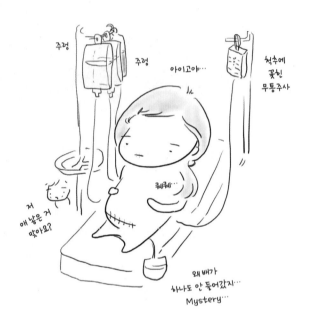

⇨ '만신창이'란 말만큼 출산을 끝낸 여자의 몸을
잘 설명하는 단어도 없을 겁니다.

산모, 노동해야 하는 환자

'만신창이'라는 말만큼 출산을 끝낸 여자의 몸을 잘 설명하는 단어도 없을 겁니다. 제왕절개로 출산하고 마취에서 깨어 눈을 떴을 때 저는 이제 겨우 인체의 조각들을 이어 붙인 프랑켄슈타인 초기 모델이 된 기분이었습니다. 손가락 하나 까딱할 힘도 없이 등에는 무통주사, 아래로는 소변줄, 팔에는 두 개의 링거 주머니에서 빠져나온 주삿바늘을 꽂은 통통 붓고 무기력한 육체에 마취가 덜 깬 혼미한 정신이 겨우 깃든 모양새였으니까요. 분명 출산을 했음에도 불구하고 여전히 배는 불렀고 가끔 간호사가 다가와 배를 누를 때마다 너무 아파서 아직 아기가 배 속에 있는 게 아닐까 하고 의심하며 차라리 다시 정신을 잃게 해달라고 기도했지요.

자연분만도 크게 다르지 않습니다. 저보다 먼저 임신한 제 친구는 '자연출산'을 택했습니다. 자연분만 중에서도 회음부 절개나 관장, 무통주사 같은 의료 개입을 최소화한 방식이었지요. 무통주사 없이 남편과 함께 호흡법과 마사지를 병행하며 출산 준비에 들어갔지만 진통이 길어지자 지쳐 잠들고 깨기를 몇 차례 반복하면서 점차 체력이 소진되었다고 해요. 깜짝 놀라 욕이 튀어나올 만큼 아픈 진통을 거의 하루 종일 겪은 끝에 드디어 출산했는데 아기가 나오는 순간 눈앞에서 점멸하는 별들 때문에 이대로 죽는구나 싶었다고 합니다. 출산한 날 오후 제게 전화한 친구의 첫마디는 이것이었습니다.

"혜미야, 넌 애 낳지 마."

출산 후 병원에 머무는 시간은 자연분만의 경우 2~3일이고 제왕절개를 해도 보통 4~5일을 넘지 않습니다. 그 뒤에는 지친 몸을 이끌고 퇴원해 산후조리원이나 집으로 향하지요. 입원해 있는 동안에는 환자복을 입고 링거줄을 꽂았으니 누가 봐도 분명 환자였지만 퇴원과 함께 산모의 정체성은 모호해집니다. 몸은 천근만근 무겁고 손가락 하나 들어 올릴 힘도 없는데 눈앞에 절대적인 보살핌을 갈구하는 무기력한 존재가 놓여 있습니다. 아기를 포함한 모두가 '자, 이제 어쩔래' 하는 듯한 눈빛으로 나만 바라보는 것 같지요. 목도 가누지 못하는 갓난아기는 조금만 세게 쥐어도 부스러질 것처럼 연약해 보입니다. 다들 뭘 믿고 아기를 나한테 맡기는 거냐고 꽥 소리를 지르고 싶은 심정이지만 피할 곳은 없습니다.

이제 막 출산이라는 의료상의 응급상황을 통과했다는 사

실은 "너만(나만) 그런 게 아니야"라는 말에 쉽게 파묻힙니다. 여자라면, 아이를 낳았다면, 아이를 사랑한다면 그걸 감내해야 하며 그것이 아름답고 위대한 어머니의 모습이라고 단정 짓는 이미지 폭력이 쏟아지는 거지요.

하지만 산후조리를 이야기하려면 그 노동이 여자 몸에 미치는 영향을 위대한 모성으로 덮어버리지 말고 잘 들여다봐야 합니다. 중요한 건 '엄마'라는 이름이 주는 이미지가 아니라 실제로 육아노동을 감당해야 하는 내 몸이니까요. 출산 후 너덜너덜해진 몸을 추스르는 것은 남은 생애주기의 건강을 위해 꼭 필요한 일이고, 출산 직후 빠르게 회복하는 것은 육아노동이라는 장기전에서 아주 유리한 조건입니다.

출산 후 여자 몸, 어떻게 달라질까

몸을 조립하고 있던 나사들이 모두 느슨해지다

임신 중에 몸은 릴랙신 호르몬을 분비합니다. 이 호르몬은 온몸의 관절을 연결하는 인대를 부드럽고 느슨하게 만들어줍니다. 좁은 배 속에서 태아가 자라는 것과 골반이 열려 분만이 가능한 것은 그 덕분이지요. 문제는 릴랙신이 꼭 필요한 일에만 작용하는 게 아니라 몸의 쫀쫀한 콜라겐 조직을 모두 풀어헤친다는 데 있습니다. 그 때문에 임신 중에 척추나 무릎, 발목 등 체중을 지탱하는 관절에 통증이 발생하기도 하고 위나 항문의 괄약근이 약해져 위식도역류증과 치질이 생기기도 해요. 또 릴랙신 호르몬은 잇몸이 느슨해져 양치할 때 피가 나거나 이가 약해지는 원인으로 작용하기도 합니다.

출산한 후에도 이 호르몬은 거의 4개월까지 분비됩니다. 이에 따라 평소 질그릇처럼 튼튼했던 관절도 산후에 최고급 와인 잔처럼 연약해지고 맙니다. 이때 밭을 매고 짐을 나르는 중노동이 아니라 별것 아닌 것 같은 일상적인 동작으로도 관절이 쉽게 손상되기도 하지요. 흔히 말하는 산후풍은 콜라겐이 빠져나가 느슨해진 뼈와 근육, 인대에 발생하는 증상과 유사합니다. 관절 통증, 근육 무력 그리고 뼈에서 바람이 새어 나오는 듯 시린 느낌이 들지요.

여자의 생애주기에서 다시 한 번 콜라겐 조직이 썰물처럼 빠져나가는 시기가 있는데 바로 갱년기입니다. "산후조리를 잘못하면 늙어서 고생한다"는 옛말은 산후에 손상된 조직이 갱년기에 다시 손상되면서 나타나는 이중고를 심층적으로 고찰한 것이라 할 수 있습니다.

아기가 나갔는데 왜 체중이 줄지 않지?

출산 직후 많은 산모가 왜 체중이 줄지 않는지 의문을 보입니다. 아기 몸무게 3킬로그램 정도에다 양수와 태반까지 다 내보냈으니 적어도 체중이 3~4킬로그램은 줄어야 마땅한데 출산 직후 체중이 단 1킬로그램도 줄지 않는 미스터리를 어디에 하소연해야 할지 막막하지요. 그 이면에는 임신 중에 인생 최고의 몸무게를 목격한 여자들의 두려움이 숨어 있습니다. 몸무게가 55킬로그램 정도였던 저도 앞자리가 두 번 바뀌어 70킬로그램을 찍자 과연 출산 후 체중이 원래대로 돌아올까 싶어 슬며시 겁나던 걸요.

임신 중에 체중이 늘어나는 것은 태아가 자라기 좋은 환경을 만드는 데 꼭 필요합니다. 이때 태아에게 산소와 양분을 공급하기 위해 에너지를 가장 효율적으로 축적하는 체지방도 늘어나지만, 체중에 가장 큰 영향을 주는 것은 태반에 즉각 영양을 공급하는 혈액량과 체액 증가입니다.

그런데 임신 전에 원래 잘 붓는 체질이던 사람은 체액 증가가 곧잘 부종으로 이어집니다. 체액이 순환되지 않고 조직 사이에 남아 있는 상태가 지속되는 것이 부종인데, 일단 붓기 시작하면 체중 증가가 클수록 더 잘 붓고 부을 경우 체중이 더 증가하지요. 특히 부종이 심했던 사람은 출산 후 부종이 더 심해져 체중이 일시적으로 만삭 때보다 더 늘어나기도 합니다.

체력이 돌아오고 몸의 기능이 살아나 심장과 혈관이 원상 복구되면 그제야 붓기가 빠지면서 서서히 체중이 줄어듭니다. 만약 너무 많이 먹어서 찐 살이라면 산후조리가 끝나고 잘 관리해야 빠져요.

내 나이에 치질과 요실금이라니!

군대에 다녀온 남자에게 무좀이 흔하듯 임신·출산을 겪은 여자에게 치질과 요실금은 꽤 가까운 존재입니다. 임신 기간 동안 장운동 기능이 떨어지고 변비가 생기면서 치핵이 쉽게 돌출하는 것이 흔히 말하는 치질입니다. 요실금은 출산 과정에서 방광을 받쳐주는 골반 아래쪽 근육과 신경이 늘어나면서 힘을 주거나 기침하는 등 복압이 높아질 때 소변이 새어나가는 증상입니다. 골반 아래쪽 근육은 출산하지 않아도 나이가 들면서 계속 약화하는 양상을 보입니다. 따라서 노년에 요실금이 더 흔하게 나타나는데 출산을 거치며 약해지기를 반복할 경우 더 이른 나이에 요실금이 생기기도 합니다.

이 두 질환은 출산만 아니면 여자가 20~40대에 흔히 겪는 질환이 아니지요. 그래서 처음 증상이 나타나거나 진단을 받았을 때 충격을 받아 대체로 증상을 숨깁니다. 그 미묘한 시점의 치질과 요실금은 여자로서의 자존감에 영향을 미쳐 우울한 기분을 더 우울하게 만들기도 하지요. 그 때문에 조기 치료가 더 어려워지고 낫지 않아 또다시 더 우울해지는 악순환을 반복하는 탓에 다른 증상보다 좀 더 섬세한 접근이 필요합니다.

분명한 사실은 이 역시 산후에 발생하는 몸의 변화 중 하나라는 점입니다. 치료를 망설이지도, 마음의 상처를 받지도, 부끄러워하지도 않기를 바랍니다.

가슴에 모유가 차오른다

출산한 뒤 몸의 커다란 변화 중 하나는 모유가 나오기 시작한다는 겁니다. 평생 내 몸의 일부로만 여기던 가슴에 이런 신박한 기능이 있다는 것을 알고 받은 충격은 제게도 꽤 나 컸습니다. 출산과 동시에 모유가 돌도록 세팅된 호르몬 분비는 기막힌 타이밍을 자랑합니다. 출산한 지 몇 시간이 지나면 가슴에 모유가 차오르기 시작합니다. 아무도 간 적 없던 길을 한 번에 쫙 뚫으면서 모유가 차오르는 경험을 하고 나면 왜 이 기관의 또 다른 이름이 '유방'인지 확실히 각인하게 되지요.

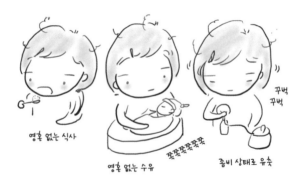

영혼 없는 식사

영혼 없는 수유

꾹꾹꾹꾹꾹

좀비 상태로 유축

꾸벅 꾸벅

⇨ 돌아서면 또 수유시간.

264

수유는 산후조리 기간에 여자가 해야 하는 아주 강도 높은 노동 중 하나입니다. 출산하기 전 제가 "갓난아기는 두 시간에 한 번씩 모유를 먹는다"는 말을 듣고 떠올린 그림은 두 시간마다 아기에게 200밀리리터 우유 한 팩을 쭉 먹이는 정도의 쉽고 간단한 장면이었습니다. 두 시간에 한 번씩 먹이면 두 시간 동안 쉴 수 있는데 왜 다들 힘들다고 하는 걸까 하고 생각했으니 참 개념이 없었지요.

제가 간과한 것은 그 수유의 현장에 참여하는 두 사람의 상태였습니다. 둘 중 한 명은 태어나서 한번도 뭔가를 삼켜본 적이 없고 심지어 자기 목도 가누지 못하는 갓난아기이고, 다른 한 명은 임신이라는 장거리 레이스를 출산이라는 엄청난 이벤트로 마무리한 산모라는 것을요.

엉거주춤 아기를 안고 젖을 먹이다 보면 손목과 어깨에는 힘이 들어가고 목은 거북이처럼 굽기 일쑤입니다. 먹다가 잠드는 아기를 깨워가며 땀을 비 오듯 흘리면서 30~40분간 사투를 벌여도 돌아서면 또 수유 시간입니다. 다크서클이 턱까지 내려온 채 새벽에 수유를 하노라면 출산하느라 만신창이가 된 엄마 대신 아빠가 수유할 수 있다면 얼마나 좋을까 하는 생각이 절로 납니다.

직장에서 인정받는 재원이던 문주 씨는 출산하기 전 자신의 의지로 빠른 업무 복귀를 결정했습니다. 다행히 아이를 돌봐줄 가족이 있어서 진행 중인 프로젝트에 합류하기 위해서였지요. 그런데 막상 출산한 뒤 일에 복귀한 문주 씨는 '아이를 낳고 아이 얼굴도 제대로 못 보면서 일할 거면 대체 아이는 왜 낳은 거야!' 하는 생각을 멈출 수 없었습니다.

일할 의욕이 사라진 그녀는 식욕을 비롯해 어떠한 욕구도 생기지 않았습니다. 아이와 함께하는 즐거운 시간을 뒤로하고 출근할 때마다 눈물이 쏟아져 전철을 타기가 어려울 정도였습니다. 스스로 그 상황을 충분히 조정할 수 있을 거라고 믿은 출산 이전의 자신을 비웃고 싶을 지경이었지요.

직장에서 계속 유축할 수 없어 모유수유를 중단할 무렵 그 우울함은 극에 달했고 그제야 문주 씨는 대책이 필요하다고 생각했습니다. 출산한 지 4개월이 지났을 때였죠.

산후우울증은 출산한 여성 누구나 겪을 수 있는 증상입니다. 출산한 지 며칠 만에 가볍게 우울한 기분을 느끼고 지나가는 경우도 있지만 우울하고 부정적인 기분이 수주에서

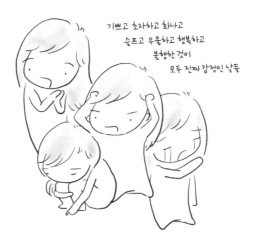

기쁘고 놀라고 화나고
슬프고 우울하고 행복하고
불행한 것이
모두 진짜 감정인 날들

▷ 산후 감정 기복은 정도의 차이가 있을 뿐
누구나 겪는 자연스러운 일입니다.

수개월간 반복되는 경우도 있지요.

가장 큰 원인은 개인의 상황이나 성격에 있는 것이 아니라 출산 후 뇌 신경전달물질의 불균형이나 급격한 호르몬 변화에 있습니다. 그래서 내분비 불균형을 회복하면 자연스럽게 나아지는 사람이 많습니다. 산후 우울한 기분이 든다면 그것이 모두 호르몬의 농간이라는 사실을 자신에게 알려주어야 합니다. 의욕이 떨어진 것은 체력이 바닥났기 때문이기도 해요. 산후에 우울한 기분이 든다면 체력을 회복하는 것

* 현재의 기분이 아니라 지난 7일 동안의 기분을 가장 잘 표현한 대답에 표시

항목	0점	1점	2점	3점
우스운 것이 눈에 잘 뜨이고 웃을 수 있었다.	늘 하던 만큼 그럴 수 있었다.	아주 많이는 아니다.	약간 그러했다.	전혀 그렇지 못했다.
즐거운 기대감에 어떤 일을 손꼽아 기다렸다.	예전만큼 그러했다.	예전만큼은 기대하지 않았다.	예전에 비해 기대하지 않았다.	전혀 기대하지 않았다.
일이 잘못될 때면 필요 이상으로 자신을 탓해왔다.	전혀 그렇지 않았다.	그다지 그렇지 않았다.	그런 편이었다.	거의 항상 그랬다.
별 이유 없이 불안해지거나 걱정이 되었다.	전혀 그렇지 않았다.	거의 그렇지 않았다.	종종 그랬다.	대부분 그랬다.
별 이유 없이 겁먹거나 공포에 휩싸였다.	전혀 그렇지 않았다.	거의 그렇지 않았다.	종종 그랬다.	대부분 그랬다.
처리할 일들이 쌓여만 있다.	평소처럼 일을 잘 감당했다.	대부분 일을 잘 감당했다.	가끔 그러했다.	대부분 일을 감당할 수 없었다.
너무나 불안한 기분이 들어 잠을 잘 못 잤다.	전혀 그렇지 않았다.	자주 그렇지 않았다.	가끔 그랬다.	대부분 그랬다.
슬프거나 비참한 기분이 들었다.	전혀 그렇지 않았다.	자주 그렇지 않았다.	가끔 그랬다.	대부분 그랬다.
너무나 불행한 기분이 들어 울었다.	전혀 그렇지 않았다.	아주 가끔 그랬다.	자주 그랬다.	대부분 그랬다.
나 자신을 해치는 생각이 들었다.	전혀 그렇지 않았다.	거의 그런 적이 없었다.	가끔 그랬다.	자주 그랬다.

총점	진단
0~8점	양호한 상태
9~12점	상담 수준(경계선)
13점 이상	심각(치료 필요)

표 3. 에딘버러 산후우울 검사(출처: 질병관리본부 국가건강정보포털)

도 매우 중요합니다.

산후우울증을 진단하는 '에딘버러 산후우울 검사'에서는 열 가지 항목으로 증상의 중증도를 판단합니다.

자연분만과 모유수유, "제가 알아서 할게요"

때로 산후조리를 방해하는 것은 개인 문제가 아니라 출산을 겪은 여자 몸을 둘러싼 사회 인식입니다. 가장 흔한 것이 자연분만과 모유수유에 관한 이야기입니다. 이 두 가지는 출산을 둘러싼 세간의 인식 중 가장 큰 규모의 열성 신도를 자랑합니다. 또한 출산에 임하는 여자의 모성을 확인하는 절대적인 기준으로 알게 모르게 많은 사람의 뇌리에 자리 잡고 있습니다. 요즘에는 내가 내 출산 방식을 스스로 결정하는 데 왈가왈부하는 사람이 없을 것 같지만 아직도 며느리에게 자연분만을 강요하는 시아버지와 제왕절개를 순산이라 여기지 않는 집안 어른들은 건재하고, "자연분만 해야지?"라는 덕담(?)에 상처받는 임신부가 존재하는 것이 현실입니다.

모유수유도 마찬가지입니다. 저 역시 출산하기 전 모유

수유를 12개월 이상 한 친구를 부러워했습니다. 두 달 만에 모유를 끊고 "이게 너무 마시고 싶었어"라며 맥주를 아주 맛있게 들이키는 친구의 개운한 미소를 왠지 꺼림칙한 마음으로 바라보기도 했지요.

그러나 자연분만과 모유수유가 훌륭한 방법이라고 해서 제왕절개와 분유수유가 게으르고 무책임한 선택이라는 뜻은 아닙니다. 긴 산고와 진통 끝에 자연분만한 사람만이 모성애를 아는 것은 아니며 모유수유를 하지 않는다면 그건 그 나름대로 이유가 있기 때문입니다. "자연분만 해야지?", "애한테는 모유가 좋대"라는 말은 그렇게 하지 않는 사람에게는 언어폭력일 수 있습니다.

모유수유 언급은 단순한 찬양을 넘어 좀 더 직접적일 때도 있습니다. 주변 사람들이 수유를 둘러싸고 그 양과 횟수, 수유 방식에 간섭하고 그 내용은 굉장히 구체적입니다. 산모들 사이에서는 이러한 발언을 '젖 공격'이라는 단어로 총칭합니다.

이러한 공격은 대부분 아이를 중심으로 연결된 혈연관계에서 나오기 때문에 대놓고 무시할 수도 없습니다. 그래도 비슷한 얘기를 자꾸 듣다 보면 살면서 사적 영역으로 간직해온

내 젖가슴이 마치 공공재가 된 것 같은 기분에 사로잡히지요.

젖 공격의 진정한 괴로움은 그런 말을 들었을 때 "제가 알아서 할게요"라고 초연하게 대처하기 어렵다는 데 있습니다. 오히려 정말로 내 모유의 질이 떨어지는 건 아닐까, 아이 성장에 필요한 걸 주지 못하고 있는 건 아닐까 하는 온갖 생각에 시달립니다.

모유수유는 쉬운 일이 아닙니다. 시시각각 젖을 찾는 아

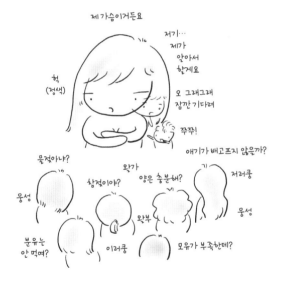

⇨ 젖 공격은 그만. 모유수유를 둘러싼
참견은 때로는 산모에게 상처가 됩니다.

이에게 씻지도 자지도 못하고 젖을 물리고 있노라면 과연 지금 내게 '자동으로 차오르는 거대한 인간 젖병' 이외의 존재론적 의미가 있는가 하는 자괴감이 밀려듭니다. 기껏 모유수유의 장점을 목 놓아 외치는 예찬론자들에게 설득당해 목이 굽든 말든 손목이 시큰거리든 말든 '완모(완전히 모유만 먹이는 수유)'를 향한 열정을 불태우다가도 내 모유 생산의 양과 질을 공공연히 평가하는 말을 듣다 보면 자괴감이 한층 더 깊어집니다.

산후조리, 목적과 시기가 중요하다

출산의 가장 무서운 점은 결코 그 이전으로 돌아갈 수 없다는 데 있습니다. 임신은 잠깐의 즐거운 이벤트가 아니고 태어난 아이는 적어도 20년 이상 돌봐야 할 존재니까요. 그러나 내 몸 문제는 다릅니다. 몸은 돌아갈 수 있어요. 물론 쉽지는 않지만 임신 전의 체중, 임신 전의 피부상태, 임신 전의 체력을 포함해 이전으로 돌아가는 것이 불가능한 일은 아니거든요. 임신과 출산 과정은 전혀 자연스럽지 않고 오히려 괴롭고 고통스럽지만 그럼에도 불구하고 약간이나마 자연의 섭리를 느끼게 해주는 것은 바로 이 회복력입니다.

저는 "산후조리 기간은 언제까지인가요?"라는 질문도 많이 받습니다. 몸이 회복되는 속도는 다 다릅니다. 임신 기간 동안 늘어난 자궁이 출산 후 다시 원래 크기로 돌아가는 데 걸리는 기간은 3주 정도입니다. 전통의 '삼칠일' 개념은 산후 몸을 가장 조심해야 하는 절대안정 시기를 의미하지요. 자궁 내부에 남은 상처가 완전히 회복되어 오로가 멎는 데는 4~6주가 걸립니다.

일반적으로 출산 후 6주를 산욕기라고 부르는데 이때를 몸 회복에 필요한 최소한의 시기로 봅니다. 이는 자궁이 형태뿐 아니라 제 기능을 찾아가는 시기와도 관련이 있지요. 《동의보감》에서는 산후 100일, 즉 약 3개월을 몸이 서서히 회복해가는 기간으로 봅니다. 또 신경을 많이 쓰거나 힘든 일을 하거나 음식조절을 잘못하면 몸 회복이 더딜 수 있는 시기라고 언급하고 있지요. 산후에 일시적으로 심해지는 탈모는 6개월 정도 지나야 나아집니다.

모든 산후조리를 단기간에 끝내야 한다고 생각하면 제대로 된 산후조리를 할 수 없습니다. 산후조리의 목적은 몸을 임신 전 상태로 완벽히 복구하는 것이 아니라 임신과 출산으로 몸에 쌓인 피로를 효율적으로 제거하고 시간과 노력을 들여 내 몸 기능을 회복하는 데 있습니다. 여기에는 반드시 체력과 에너지가 필요합니다. 호르몬이 언제까지 분비되고 순환기능이 언제쯤 정상화하며 자율신경 균형이 어느 시점 이후에 회복된다는 것은 마치 프로그램처럼 우리 몸에 입력되어 있습니다. 하지만 그 프로그램이 정확히 작동하려면 또 다른 방해요인이 없는 것은 물론 충분한 에너지가 있어야 합니다.

특히 늦은 임신·출산으로 산후조리와 노화 시기가 맞물린 40대 산모는 20대 산모보다 더 긴 시간 동안 섬세하게 몸조리해야 합니다. 제가 추천하는 공식적인 산후조리 기간은 서른다섯 살 이전 산모는 6개월, 서른다섯 살 이후 산모는 1년입니다. 이것은 임신과 출산을 겪으면서 몸에 일어난 일을 이해하고 손상된 조직이 복구될 때까지 무리하지 않으며, 호르몬을 비롯한 내분비계 균형 회복으로 순환을 개선해 부종과 비만이 해소되는 시간을 의미해요. 그 안에 몸 기능을 90퍼센트 정도 회복했다면 산후조리는 성공입니다. 그후에는 출산의 영향에서 벗어나 생활할 수 있지만 여전히 남아 있는 증상은 평생 가져가야 할 고질병이 될지도 모릅니다.

요즘 여자를 위한 산후조리 십계명

1. 산모는 환자다

환자복만 입지 않았을 뿐 산모는 환자입니다. 이것이 모든 산후조리의 대전제예요. 몸이 힘들어도 어쩔 수 없이 아이를 안아주고 수유를 하고 트림을 시켜주고 있을 뿐 여전히 산모는 환자입니다. 환자 본연의 자세는 침상 안정, 즉 누워서 쉬는 겁니다. 산후도우미가 와 있는 시간, 남편이 육아를 전담하는 시간, 친정어머니가 구원투수로 등판한 날에는 부디 누워서 주무세요. 잠이 오지 않으면 편안한 자세로 유튜브 동영상이라도 보세요. 어차피 그럴 수 없는 순간이 더 많으니까요.

2. 산후조리에는 골든타임이 있다

산후조리는 출산 직후 시작해야 합니다. 고전에서 말하는 최소한의 산후조리는 삼칠일, 즉 21일인데 그 안에 회복되지 않은 몸을 회복하려면 6주까지 기다려야 해요. 6주 안에 회복되지 않을 경우 3개월까지 조리해야 하고, 3개월 안에 나아지지 않은 상태는 6개월까지도 낫지 않습니다. 초반에 산후조리를 제대로 하지 않으면 출산 후 1년이 될 때까지도 몸 상태를 완전히 회복하지 못할 수 있습니다. 만약 당신이 30대 후반 이후 임신하고 출산했다면 애초에 산후조리 기간을 1년으로 잡는 게 좋습니다.

3. 어떤 일은 꼭 엄마가 아니어도 된다

아이에 관한 건 뭐든 내 손을 거치지 않으면 안심이 되지 않는 게 엄마의 마음이지요. 그러나 의외로 엄마가 아니어도 되는 일이 많습니다. 지금은 내가 아니어도 되는 일까지 신경 쓰며 일하는 것보다 몸 상태를 회복하는 것이 더 중요합니다. 어떤 엄마에게든 아무도 육아를 도와주지 않는 순간은 반드시 오니까요. 남편, 친정어머니, 시어머니, 동거인, 산후도우미 등 누구라도 좋습니다. 내 주위 사람들이 놀라운 육아 재능을 숨기고 있다는 걸 믿으세요.

4. 내 몸은 아무것도 하지 않는다고 생각할 때도 뭔가 하고 있다

아이만 안아주어도 발목과 무릎에 무리가 옵니다. 수유만 해도 손목과 어깨가 아파오지요. 아무것도 하지 않고 앉아만 있어도 허리와 목을 잡고 있는 근육은 긴장한 채 일하고 있습니다. 출산은 아이를 내보내기 위해 여자 몸을 한 번 풀어헤치기 때문에 완전히 아물지 않은 늘어난 인대와 관절, 약해진 근육, 기능이 떨어진 장기와 기관을 예전처럼 쓰면 당연히 무리가 오겠지요.

5. 산후에 생기는 모든 증상은 다 산후조리로 치료할 수 있다

출산 후에는 감기에 걸려도, 손목이 아파도, 소화가 되지 않아도, 피부가 뒤집어져도 그 원인은 다 '출산하느라 피곤해서'입니다. 우리 몸은 염증과 통증, 심지어 암세포까지도 어느 정도는 스스로 처리하는 시스템을 갖추고 있습니다. 이 시스템이 작동하면 그저 조금 아프고 말았을 갖가지 증상이 산후에 체력이 바닥난 상태라서 복구되지 않는 거지요. 산후 조리를 충분히 하지 않을 경우 이 시기에 손상된 기관들이 남은 생애주기 내내 몸을 괴롭힐 겁니다.

6. 피로회복은 남의 손으로 하는 것이다

산모에게 느긋이 푹 쉴 수 있는 기회 따윈 없습니다. 스스로 시간과 노동 강도를 조절할 수도 없습니다. 어찌어찌해서 힘들게 짬을 내 누워도 쉬어서 회복되는 속도보다 단언컨대

열다섯 배 빠른 속도로 체력이 소진될 겁니다. 그러니 최단 기간에 초고속으로 피로를 회복하고 몸을 복구할 기회를 놓치지 마세요. 익숙지 않더라도 마사지를 받든 물리치료를 하든 침을 맞든 '남의 손'을 적극 활용하세요. 좀 쉬면 낫겠지 하고 생각하지 마세요. 안 나아요.

7. 살 빼는 건 급하지 않다

산후 다이어트는 출산 후 최대 고민 리스트에서 늘 1순위로 꼽히지만 산후조리가 필요한 시기에는 다이어트가 급하지 않아요. 오히려 기력이 너무 달리고 대사 기능이 정상 상태로 돌아오지 않아 살이 더 빠지지 않거나 붓는 경우도 많으므로 우선순위는 항상 산후조리가 먼저입니다. 산후조리에는 골든타임이 있기 때문에 시기를 놓치면 되돌릴 수 없어요. 다이어트를 위해 식이제한을 하면 몸이 회복되는 속도가 더 느려지면서 산후조리도 더 오래 걸리고 다이어트도 더 후순위로 밀릴 거예요.

8. 그렇다고 너무 느긋하게 있으면 내 몸의 일부가 될지도 모른다

그래도 다이어트에서 마냥 손을 놓아버릴 수 없다면 우

선 산후 3개월간 어느 정도 체중이 줄어드는지 관찰해보는 게 좋습니다. 보통 산후조리를 제대로 진행하면 출산 후 3개월에서 길어도 6개월 안에 체중이 원래대로 돌아옵니다. 기력을 회복하고 순환이 좋아질 경우 활동량이 늘어나면서 자연스럽게 체중소설이 이뤄지기 때문이에요. 만약 6개월이 지난 뒤에도 살이 빠지지 않고 남아 있다면 그때부터는 음식 조절과 운동으로 관리에 들어가는 것이 좋습니다.

9. 내가 건강해야 내 아이도 건강하다

갓 태어난 아기는 잠시도 한눈파는 것을 허용하지 않습니다. 절대적인 보살핌을 필요로 하지요. 엄마가 건강하지 않다는 것은 혼자 아무것도 하지 못하는 갓난아기에게 치명적인 환경이에요. 아이에게 좀 더 나은 환경, 좀 더 건강한 먹거리, 좀 더 전폭적인 애정을 제공하기 위해 엄마의 건강을 일부 희생해야 한다면 그건 장기적인 관점에서 아이를 위하는 일이 아닙니다. 지금 내게 중요한 것도 아이에게 필요한 것도 단 하나, 보살핌을 제공하는 나의 지속 가능한 건강이에요.

10. 내가 행복해야 내 아이도 행복하다

임신 전에는 태교를 하지 못해서 미안하고 임신 후에는 아이 옆에 있어 주지 못해서 불행한가요? 아이와 함께 보내는 절대적인 시간이 적어서 죄책감에 시달리나요? 나와 내 아이는 마주보는 존재이기도 하지만 그림자처럼 따라 하는 존재에 더 가깝습니다. 아이는 내 미소를 보고 웃는 모습을 배우고 내 기분에 공감하며 자라거든요. 우울해도 무조건 아이 옆을 지키는 게 능사는 아닙니다. 차라리 아이를 맡겨두고 나만의 해소법으로 스트레스를 해소하러 다녀오세요. 스스로 행복을 추구하는 것은 절대 이기적인 일이 아닙니다.

내가 건강해야 내 아이도 건강하다

출산 후 100일 동안 무리하지 말라는 《동의보감》의 산후조리 조언은 어쩌면 아이를 낳고 아무 일도 하지 않아도 되는 양반댁에나 해당하는 말이었을지도 모릅니다. 출산 전에도 후에도 손에 물 한 방울 안 묻혔을 양반들은 노동 없는 진정한 산후조리가 가능했겠지요. 그러나 세상은 당신의 산후조리를 방해하는 것으로 가득 차 있습니다. 생애주기의 어느 단계보다 건강을 찾는 노력이 중요하면서도 내 건강을 스스로 챙기기 힘든 시기가 출산 이후입니다. 그래도 잊지 마세요. 산후조리는 출산한 여자가 건강하게 살기 위한 필요충분조건입니다.

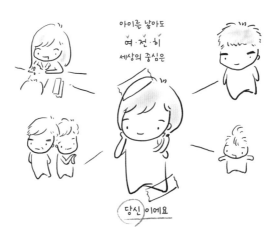

⇨ 무엇보다 중요한 건 나의 지속 가능한 건강입니다.

출산과 산후조리: 내 몸 되돌리기

13

완경:
삶은 멈추지 않는다

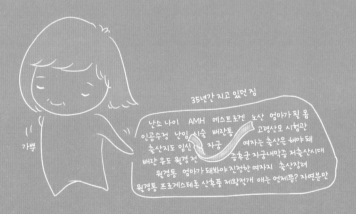

35년간 지고 있던 짐

난소 나이 AMH 에스트로겐 노산 엄마가 될 몸
인공수정 난임 시술 배란통
출산지도 임신 자궁 고경산모 시험관
여자는 출산을 해야 돼
배란 유도 월경 전 정후군 자궁내막증 저출산시대
월경통 프로게스테론 산후풍 제왕절개 출산장려 엄마가 돼봐야 진정한 여자지 애는 언제쯤? 자연분만

가뿐

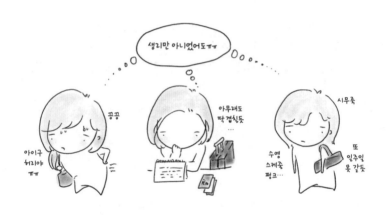

⇨ 수십 년간 한 달에 한 번씩 월경으로 번거로움과 고통을
겪으면서 '왜 나는 여자로 태어났을까' 하고 한 번쯤
원망해보지 않은 여자가 있을까요?

지긋지긋했지만 떠나보내긴 아쉬운 월경

자매가 많은 집에서 자란다는 것은 '달마다 돌아오는 월경×자매 수'만큼 유혈이 낭자한 일화가 차고 넘친다는 뜻입니다. 제겐 한 달에 사나흘은 녹초가 될 만큼 극심한 월경통에 시달리는 자매, 초경 이후 스무 살이 넘도록 불규칙한 월경주기 때문에 엄마를 노심초사하게 만든 자매, 스트레스를 받으면 생리를 하지 않고 건너뛰는 자매, 큰 시험이나 인생의 이벤트가 있는 날이면 어김없이 생리가 터져 시험을 망치는 자매가 있었습니다. 그럴 때 우리는 누군가를 향해 외치곤 했습니다.

"왜 하필 오늘 아픈 거야! 왜 하필 오늘 시작하는 거지? 왜 하필 지금, 왜 하필 나한테!"

수십 년간 한 달에 한 번씩 월경으로 번거로움과 고통을 겪으면서 '왜 나는 여자로 태어났을까' 하고 한 번쯤 원망해보지 않은 여자가 있을까요? 의욕적으로 시작한 수영강습은 달마다 며칠씩 빠져야 하고 한여름에도 두꺼운 패드에 속옷까지 신경 써야 하고 여행 기간이나 중요한 시험과 월경주기가 겹치진 않을까 전전긍긍하기 일쑤죠. 주기적으로 찾아오는 컨디션 저하에 시달릴 뿐 아니라 허리가 끊어지는 듯한 고통이 찾아올까 두려워 진통제를 상비하지 않는 사람은 이해할 수 없는 공포가 있지요. 수십 년간 꾸준히 이어지는 호르몬 자극은 자궁에 부담을 주고 여성암 발병 원인으로 작용하기도 합니다. 세계의 절반은 모르는 이 고통은 여자가 온전히 감당해야 할 몫입니다.

그러나 40대 후반 들어 월경주기가 불규칙해지고 양이 줄어들면 문득 불안감에 휩싸입니다.

'이대로 월경이 끊어지는 것은 아닐까? 아니, 그냥 피곤해서 일시적으로 그런 걸 거야. 가만, 요즘 얼굴이 왜 이렇게 화끈거리지? 평생 잠이 많았는데 요즘엔 밤에 잠이 잘 오지 않아. 그러고 보니 올해 내 나이가 몇 살이더라. 이제까지 무얼 하며 살았는지도 모르겠는데 내 나이가 벌써 이렇게 되었나?'

평생 지긋지긋했으나 막상 떠나보내려니 아쉬운 월경 마무리를 준비해야 하는 시기가 찾아옵니다.

호르몬 전쟁의 종결 선언

세계보건기구WHO에서는 완경을 "임신 기간이나 수유 기간 같이 월경을 하지 않을 명백한 이유가 없는데도 12개월 연속 월경이 없는 상태"라고 정의합니다. 월경이 완전히 중단되기 3~4년 전부터 호르몬 양이 줄어들면서 다양한 증상이 나타나는데 이 시기를 완경 이행기라 하지요. 갱년기란 완경 이행기와 완경기를 통틀어 이르는 기간이라 볼 수 있습니다.

완경은 나이가 들어 자연스럽게 도달한 '생리적 완경'과 질병으로 난소를 절제한 경우 찾아오는 '수술적 완경'으로 구분하는데, 어느 경우든 갱년기라 불리는 시기는 찾아옵니다. 대한민국 여성이 완경을 맞는 평균 나이는 만 49세 전후입니다. 흔히 초경이 빠르면 완경도 빠를 거라 생각하지만 사실 큰 상관이 없다고 하죠. 유전 요인이 완경을 맞이하는 나이에 영향을 미친다는 것 정도만 알려져 있습니다.

가임기에는 배란과 자궁 출혈을 만드는 호르몬의 규칙적인 습격이 역설적으로 몸의 질서를 유지해줍니다. 완경이란 어느 날 문득 수십 년간 여자 몸을 습격한 여성호르몬의 위세가 꺾이고 공격 횟수도 줄어드는 것이지요.

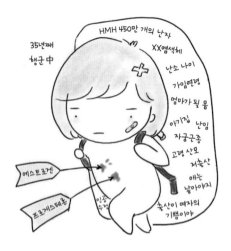

⇨ 가임기 내내 여자가 짊어진 짐의 무게는 꽤 무겁습니다.
몸의 문제와 사회적 문제가 한데 뒤엉킨 탓이겠죠.

매달 거대한 파도처럼 몰려오던 호르몬 지배가 사라진 뒤 몸은 갑작스러운 평화에 곧장 적응하지 못합니다. 독재자는 무자비했지만 어쨌든 세계 질서를 유지해왔고 호르몬은 가임이라는 절대원칙을 사수하기 위해 내 몸을 지켜왔거든요. 그 구도 아래 수십 년간 배란과 함께 자궁내막이 부풀었다 허물어지는 일련의 과정을 출혈과 통증 속에 견뎌낸 여자 몸은 호르몬이 사라진 세계에 첫발을 내디딥니다. 그 세계는 어떻게 달라질까요?

나는 갱년기일까? 갱년기 자가 진단법

완경에 이르면 이유도 맥락도 없이 얼굴이 붉어지고 가슴이 두근거리며 머리에 땀이 납니다. 또 감정 기복이 심해지고 수시로 우울하며 기억력과 집중력이 떨어지지요. 피부는 건조하고 탄력을 잃습니다. 멀쩡하던 관절과 근육에 통증이 생기며 뼈가 점차 약해져 심한 경우 골다공증이 발생하기도 합니다.

이 모든 증상이 한꺼번에 발생하는 것은 아닙니다. 갱년기 증상은 시기에 따라 다르게 나타나는 경향을 보입니다. 시기별 증상을 알아보기 전에 간단히 진단해볼까요? 국립보건연구원에서 제공한 갱년기 자가 진단표를 소개합니다.

항목	없음	약간	보통	심함	매우 심함
얼굴이 화끈거리고 땀이 난다.	0	1	2	3	4
심장에 불편감을 느끼는 경우가 있다. (심장이 갑자기 두근거리거나 심장박동이 불규칙한 경우가 있다)	0	1	2	3	4
수면장애가 있다. (잠들기가 어렵다. 잠을 자주 깬다. 일찍 깬다.)	0	1	2	3	4
우울한 기분이 든다. (의기소침해질 때가 있다. 슬퍼진다. 갑자기 눈물을 글썽거릴 때가 있다. 뭐든지 하기 싫은 경우가 있다. 감정 변화가 심하다.)	0	1	2	3	4
예민해진다. (신경질이 자주 난다. 자주 긴장된다. 남을 공격적으로 대하는 경우가 있다.)	0	1	2	3	4
불안하다. (마음이 편하지 않다. 겁이 난다.)	0	1	2	3	4
몸도 마음도 예전 같지 않다. (펀소처럼 일할 수가 없다 기억력이 떨어진다. 집중력이 떨어진다.)	0	1	2	3	4
부부관계에 문제가 있다. (성욕이 떨어졌다. 성관계 횟수가 줄었다. 성관계 만족감이 떨어졌다.)	0	1	2	3	4
소변에 문제가 있다. (소변볼 때 불편하다. 소변이 자주 마렵다. 소변이 나도 모르게 새는 경우가 있다.)	0	1	2	3	4
질이 건조하다. (질이 건조하거나 타는 듯한 느낌이 있다. 성관계 시 아프다.)	0	1	2	3	4
근육과 관절이 아프다. (뼈마디가 아프다.)	0	1	2	3	4

총점	진단
0~4점	갱년기 증상 거의 없음
5~7점	경미한 갱년기 증상
8~15점 이상	중간 정도의 갱년기 증상
16점 이상	심한 갱년기 증상

표 4. 갱년기 자가 진단표(출처: 국립보건연구원)

여성호르몬이 사라진 세계: 갱년기 증상 3단계

갱년기 증상은 급성기와 아급성기, 만성기로 나뉘고 시간이 흐를수록 나타나는 증상의 범주가 조금씩 달라집니다.

급성기

급성기에 나타나는 증상은 갱년기의 상징처럼 알려진 안면홍조가 대표적입니다. 안면홍조는 갱년기 초기 단계에 특히 많이 나타나는 증상입니다. 얼굴이 이유 없이 붉어진다는 것은 혈관 운동성이 비정상으로 작동하기 시작했다는 뜻입니다. 갱년기에는 호르몬이 혈관 운동성에 미치는 영향이 더 커지고 불규칙해져 아무 맥락 없이 수시로 얼굴부터 가슴 위쪽으로 붉어지고 화끈거리게 만들지요.

한의학에서는 이 같은 증상을 "허열虛熱이 떴다"고 표현합니다. 얼굴이 붉어지고 더워지니 분명 열은 열인데 혈기왕성한 20대가 아니라 양기가 떨어져가는 40~50대이기에 진짜 열이 아닌 '가짜 열'로 보는 거지요. 허열의 특징은 겉보기에는 열증이지만 호르몬을 비롯해 몸에서 물질 부분이 부족해지고 말라버리는 음허가 본질이라는 겁니다. 음허는 갱년기의 모든 시기에 걸쳐 영향을 미칩니다.

이 시기에 안면홍조 증상만 나타나는 것은 아닙니다. 혈관이 비정상으로 확장되는 탓에 심장이 이를 감당하기 위해 심하게 두근거리기도 합니다. 얼굴은 화끈거리는데 신체 일부는 얼음장을 댄 듯 차가워지기도 하지요. 얼굴에 몰린 열을 식히려고 땀이 송골송골 맺히기도 합니다. 증세가 심하면 밤에 잠을 잘 이루지 못하는 수면장애로 연결되지요. 잠을 못 자면 컨디션이 떨어지고 외부에서 오는 스트레스에 몸이 취약해지지요. 급성기의 정신 증상은 '월경이 끝났다'는 심리적 상실감과 신체 스트레스가 결합해 나타나는 경우가 대부분입니다.

아급성기

아급성기에 나타나는 증상은 비뇨생식계 위축과 교원질 손실이 대표적입니다. 비뇨생식계는 소변과 출산 관련 장기를 포함합니다. 이들 장기는 부드럽고 촉촉한 점막으로 이뤄져 있는데 '위축'이란 이 점막이 말라 뻑뻑해진다는 뜻이죠.

가장 쉽게 느낄 수 있는 증상이 성교통입니다. 질이 건조해져 관계를 가질 때 나오던 점액이 잘 분비되지 않고 질 점막을 촉촉하게 만드는 점액 분비가 줄면 질염이 늘어나기도 합니다. 소변 길인 요도에도 마찬가지 상황이 벌어져 흔히 방광염에 걸리기도 하지요.

교원질은 피부, 뼈, 인대 같은 인체를 구성하는 콜라겐 등의 단백질 종류를 말하는데 완경 이후 서서히 줄어듭니다. 그 결과 피부가 얇아지고 건조해지면서 운동 근육이 약화돼 관절 통증이 일어나거나 골반저근육 약화로 요실금이 생기기도 하지요. 완경 후 첫 5년 안에 몸 전체 교원질의 약 30퍼센트가 줄어든다는 연구가 있습니다. 이 상태는 음허와 일치합니다. 음허는 수많은 허증 중에서도 노화의 본질이자 가장 직접적인 원인에 해당합니다.

급성기와 아급성기에 일어나는 증상을 보면 가임기 내내 '임신이 가능한 상태를 유지하기 위해' 여성호르몬이 내 몸에 어떤 영향을 미쳐왔는지 확인할 수 있습니다. 혈관 운동성을 지배하고 질 점막을 촉촉하게 유지하며 피부나 근육의 교원질을 붙잡아두는 역할을 한 겁니다. 원할 때 원하는 곳에 혈액을 원활하게 공급하기 위해, 성교가 부드럽게 이뤄져 임신 가능성을 높이기 위해, 임신할 경우 자궁근육과 피부를 부드럽게 확장하기 위해, 어쩌면 생길지도 모르는 태아에게 공급할 단백질을 모체에 유지하기 위해 몸을 지배했던 거지요.

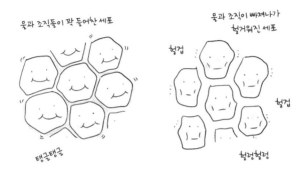

⇒ 여러 의미에서 인체를 구성하는 물질 부분이 점차 줄어들고 말라버리는 음허는 《동의보감》에서 노화의 가장 결정적 원인으로 손꼽습니다.

만성기

만성기는 임무를 다하고 사라진 여성호르몬의 부재를 서서히 뼈저리게 느끼는 시기입니다. 뼛속 교원질이 헐거워져 골다공증이 찾아오거나 혈관 운동에 문제가 생기고 쓰이지 않은 지방이 축적되면서 심장이나 뇌에 혈관 장애가 생길 수 있지요.

이 모든 변화에 적응하는 데는 시간이 걸릴 거예요. 그 시기를 우리는 갱년기라 쓰고 '여자 몸이 새롭게 시작되는 시기'라고 읽습니다.

갱년기 장애 대처법 A to Z

도미노 게임 법칙에 대응하기

갱년기 증상의 특징은 시기별 증상이 도미노 식으로 일어난다는 겁니다. 급성기에는 안면홍조와 얼굴에 비 오듯 흐르는 땀으로 생활의 질이 떨어지고 수면장애로 우울증이 찾아오기 쉽습니다. 우울증은 수면의 질과 식욕을 떨어뜨립니다. 그렇지 않아도 많은 것이 빠져나가고 있는 몸에 잘 먹고 잘 자지 못하는 환경은 치명적입니다. 이 단계를 잘 관리하지 않을 경우 뒤이어 아급성기, 만성기 증상이 점점 더 거대한 도미노가 되어 몰려오지요.

밀려오는 도미노를 막는 데는 맨 처음 생긴 증상인 혈관 운동성 장애를 적극 관리하는 것이 핵심입니다. 갱년기에도 예방보다 좋은 치료는 없습니다. 여성호르몬 분비 감소로 우리 몸의 체성분이 빠져나가는 것을 막을 수 없다면 타격을 덜 받도록 대비하는 수밖에 없습니다. 크고 튼튼한 나무는 며칠 가뭄에도 버티지만 한두해살이풀은 금세 말라버리니까요.

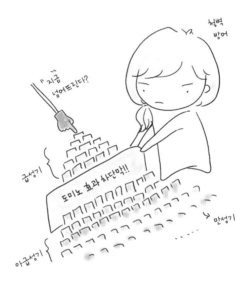

⇨ 도미노는 일단 쓰러지기 시작하면 순식간입니다.
처음 한두 개가 쓰러졌을 때 막는 게 관건이에요.

완경은 모든 여자에게 옵니다. 20대와 30대에는 갱년기가 먼 얘기처럼 느껴지겠지만 지금부터 적절하고 지속적인 운동, BMI와 내장지방 관리, 건강하고 규칙적인 식습관으로 순환 기능을 개선해 필연적으로 다가올 그때를 대비하는 것이 좋습니다.

심각한 후유증이 예상될 때 호르몬대체요법 고려하기

호르몬대체요법은 완경으로 체내에서 생성이 줄어든 여성호르몬을 보충해주는 치료입니다. 갱년기 증상은 호르몬이 줄면서 나타나기 때문에 즉각 여성호르몬을 보충해주면 얼굴이 달아오르는 완경의 급성기 증상은 바로 없어집니다. 또한 외음부 건조감이나 통증이 줄어들고 골다공증을 예방하는 등 아급성기, 만성기 증상 치료도 기대할 수 있지요. 과거에는 에스트로겐보충요법을 주로 썼지만 부작용이 커서 최근에는 에스트로겐(E2)과 프로게스틴을 병용하는 것이 일반적입니다.

완경기에 들어선 일부 여성 중 다가올 증상의 후유증이 심각하리라고 예측하는 경우에 한해 예방 차원에서 여성호르몬 보충 요법을 고려할 수 있습니다. 이를테면 이미 골다 공증이 심하거나 심장에 질환이 있는 경우입니다. 여성호르 몬 감소는 장기적으로 뼈 손실을 일으키고 심장과 관상동맥 기능 저하를 유발하므로 완경 전부터 기능이 떨어져 있다면 후유증이 심각할 수 있습니다.

또 다른 경우는 조기완경입니다. 너무 이른 나이에 완경 을 맞으면 여성호르몬이 없는 상태로 살아가는 기간이 너무 깁니다. 일반적인 경우 60대나 70대에 경험하는 교원질 소실 을 50대에 경험할 수도 있지요. 이 같은 경우 일정 기간 호르 몬 요법을 시행하는 것이 필요합니다.

호르몬을 투약할 때 가장 주의해야 하는 것은 반드시 복 용 시간을 일정하게 지켜야 한다는 점입니다. 이것은 여성호 르몬뿐 아니라 모든 호르몬 제제에 적용하는 원칙이지요. 만 약 부정출혈이나 그 밖에 어떤 부작용이 나타나면 반드시 약 을 처방한 주치의와 의논해야 하며 임의로 약을 중단하거나 용량을 조절하는 것은 피해야 합니다. 또한 과거에 유방암을 앓았거나 자궁내막암, 난소암을 앓은 적이 있다면 여성호르 몬에 반응해 암세포가 자랄 수 있으므로 반드시 주의해야 합 니다. 급성혈전 장애가 있거나 간과 담낭에 질환이 있는 경우에도 호르몬 요법이 몸에 부담을 줄 수 있습니다.

몸에 필요한 물질 채우기

한의학에서는 갱년기 장애를 질병이 아니라 자연스러운 노화 흐름으로 봅니다. 노화는 병이 아닌 자연스러운 현상이 듯 환경을 맞아 호르몬 분비가 줄어드는 것은 우리 몸이 그 것을 필요로 했기 때문입니다. 평생을 가임기로 살아야 한다 면 끊임없는 호르몬 자극과 더 길어진 월경 기간으로 인해 더 많은 여자의 자궁에 무리가 왔을 테지요. 여성호르몬 자 극이 늘어날수록 자궁암, 유방암 발병률이 늘어나 기대 수명 을 줄이는 원인이 되었을지도 모릅니다. 변화에 적응하는 것 은 어려운 일이지만 유전자에 정해진 대로 진행되는 자연스 러운 환경이라면 달라진 환경에 더 건강하게 적응하도록 돕 는 것이 한의학이 접근하는 치료 방법입니다.

한의학에서 갱년기를 치료할 때는 음허에 대처하는 방식 을 채택합니다. 이때 필요한 개념이 자음滋陰과 보음補陰으로 둘 다 '음을 채운다'는 의미로 혼용해서 씁니다. 서양의학이 몸에 부족한 호르몬을 직접 투여하는 방식을 쓴다면 한의학에서는 환자의 증상에 대한 직접적인 치료도 하지만 몸의 기능을 북돋아 더디더라도 스스로 채워가도록 하는 방식을 함께 씁니다. 투 트랙 전략이지요.

자음과 보음 효능을 보이는 약재 중 자하거는 여성호르몬을 만들기 위해 필요한 물질이 풍부해 갱년기에 사용할 경우 호르몬 요법을 대체·보완할 수 있습니다. 우리 몸에서 에스트로겐과 유사한 역할을 하는 것으로 알려진 하수오, 승마, 당귀 등의 한약재를 활용할 수도 있습니다. 여성호르몬과 상관없이 몸의 근본 기능을 되살려 필요한 물질을 다시 만들거나 적어도 잃지 않도록 보호하는 약재도 있습니다. 대표적으로 맥문동, 산수유, 숙지황 등입니다.

생활습관 바꾸기

콩과 생선, 제철 식재료 챙겨먹기

콩에 함유된 이소플라본은 여성호르몬 에스트로겐과 구조가 유사해 여성호르몬을 대체하면서도 에스트로겐의 부작용은 나타나지 않아 유방암, 난소암, 자궁내막암 같은 여성암 예방에 도움을 줍니다. 체내에 나쁜 콜레스테롤이 축적되는 것을 방지하는 역할도 하지요. 생선과 어패류도 양질의 단백질은 풍부하고 몸에 나쁜 포화지방산은 적어서 육류보다 더 도움을 줍니다. 그 밖에 제철 식재료에는 양질의 비타민과 무기질이 가득합니다. 무엇보다 골고루 다양하게 먹는 것이 가장 건강한 식단이에요.

좋아하는 운동 꾸준히 하기

갱년기 골다공증 예방을 위해 걷거나 계단 오르기처럼 바닥을 딛는 운동을 권합니다. 뼈와 관절을 자극해주면 뼈가 튼튼해지기 때문이지요. 갱년기에 운동이 필요한 이유가 단지 골다공증 때문만은 아닙니다. 어떤 운동이든 좋아하는 운동, 신나서 할 수 있는 운동을 하세요. 불안, 우울 같은 정서 문제를 극복하고 기분을 전환하는 데 즐겁게 운동하는 것만큼 좋은 것이 없습니다. 조깅도 좋고 테니스도 좋습니다. 탁구도 좋고 밸리댄스도 좋습니다. 몸을 움직이고 땀을 내며 사람들 사이에서 활기차게 움직이는 것만으로도 갱년기 우울을 어느 정도 날려버릴 수 있습니다.

커피를 줄이고 햇볕 충분히 쬐기

칼슘은 뼈 건강을 지키는 데 필요한 필수영양소입니다. 또 비타민 D는 칼슘이 장에서 잘 흡수되도록 돕고 콩팥에서 재흡수되게 도와주지요. 칼슘 흡수를 방해하는 커피를 줄이는 것과 주로 비타민 D를 합성하는 햇볕을 쬐는 것은 전혀 상관없는 일 같지만 사실 뼈 건강을 위해 기억해둬야 할 습관입니다. 커피는 이뇨 작용으로 몸을 건조하게 만들고 수면의 질을 떨어뜨리기도 합니다. 지금부터라도 커피를 줄이고 햇볕을 쬐며 산책하는 습관을 들여 보세요.

갱년기에 좋다는 건강보조식품 경계

갱년기에 좋다는 건강보조식품은 많습니다. 얼마 전 갱년기 증상을 호소하며 내원한 한 환자의 문진표를 봤더니 현재 복용 중인 건강보조식품 목록이 끝없이 적혀 있었습니다.

"거기에 적은 것 말고도 더 있어요. 사놓고 뜯지 않은 것도 있지요."

하루에 다 먹기도 버거운 건강보조식품을 챙겨 먹느라 정작 식사해야 할 때는 배가 고프지 않아 끼니를 대충 때우고 저녁에 야식을 먹으면서 배가 점점 더 나온다고 했습니다.

건강보조식품이 나쁘다는 것이 아닙니다. '어디에 좋다'는 말을 들으면 솔깃하지만 기본을 잊고 주객이 전도되면 안 된다는 거지요. 보조는 어디까지나 보조입니다.

완경, 한 챕터에서 다음 챕터로의 이행

여자 몸에 일어나는 크고 작은 사건 중에서도 가임기의 시작과 끝을 알리는 초경과 완경은 초대형 이벤트에 속합니다. 완경을 거치면 비로소 여자는 더 이상 임신하지 않아도 됩니다. 여자로서 생이 끝난 것 같은 느낌이 들 수도 있지만 끝나는 건 어디까지나 잠재 모체로서의 '의무 복역 기간'일 뿐입니다. '나'라는 주체는 변함없이 건재하죠.

월경을 마무리하는 과정을 폐경이 아니라 완경이라고 부르자는 움직임은 오래전부터 있었습니다. '임신 가능성이 닫혀버린다閉'는 의미의 폐경이 아니라 '유전자가 정해놓은 월경 의무를 완성完했다'는 의미의 완경이야말로 기대수명이 86세에 달하는 요즘 여자에게 꼭 필요한 정의가 아닐까요? 월경 임무를 완성한 뒤에도 나는 나고 여자는 여자이며 삶은 멈추지 않고 이어집니다.

여자의 인생은 월경을 끝맺으면서 하나의 장章을 넘깁니다. 이건 존재의 끝이 아닌 한 챕터에서 다음 챕터로의 이행移行입니다. 지금 당신 몸에 일어나고 있는 변화는 단지 그뿐이에요. 한때 지긋지긋했지만 떠나보내기에는 왠지 아쉬운, 그 정도가 딱 적당한 헤어짐의 농도입니다.

담담하게 손을 흔들어주세요. 안녕, 내 가임기.

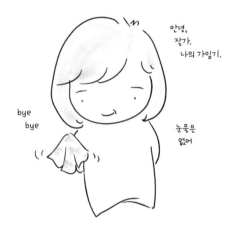

⇨ 월경이 끝난 뒤에도 삶은 멈추지 않고 이어집니다.
'나'라는 주체는 변함없이 건재하죠.

완경: 삶은 멈추지 않는다

후기

'기본'을 지키는 것이 최고의 건강 비법입니다

2017년 3월에 다음카카오 브런치에 첫 글을 올렸고 후기를 쓰고 있는 지금이 2019년 10월이니 기획부터 책이 나오기까지 꼬박 2년 반이 걸린 셈입니다. 연재의 제목을 정하고 목차를 정리하면서 평생 친구처럼 지내온 엄마, 언니들, 함께 일했던 동료들을 떠올렸습니다. 소중한 이들에게 제가 알고 있는 지식을 더 쉽게 전해줄 수 있으면 좋겠다는 소박한 바람이 글을 쓰고 그림을 그리게 한 원동력이 되었습니다.

저에게 오는 환자들도 누군가의 애틋한 어머니, 살가운 언니이자 동생, 소중한 동료일 것입니다. 나아가 이 책을 읽게 될 모든 분들도 마찬가지겠지요. 늘 어딘가 불편하고 아프기 쉬운 여자들이 더 건강하고 더 행복했으면 좋겠다는 저의 바람은 조금씩 확장되어 이제 책을 통해 더 먼 곳까지 닿을 수 있게 되었습니다.

여자의 건강을 위해 글을 쓴다고 하면 여자가 건강할 수 있는 '비법'을 묻는 사람들이 많습니다. 〈타임〉이 선정한 '올해의 슈퍼푸드'나 배우들 사이에 유행하는 운동법 같은 것을 말하면 눈을 반짝이면서 듣지만 '잘 먹고 잘 소화시키고 잘 배변하며 푹 잘 자는 것'이 비법이라고 하면 맥 빠진 반응을 보이지요. 그러나 '기본'을 지키는 것이야말로 최고의 비법입니다. 넘쳐나는 자극적인 정보 사이에서 이 책은 '기본'을 지키는 일의 시작이 되었으면 합니다.

여자로서 여자의 몸에 대해 쓰는 일은 즐거운 경험이었습니다. 나 자신이 예술가인 동시에 뮤즈가 된 것 같은 느낌이라 어떤 주제든 내 몸의 역사를 돌아보는 것만으로 넘치는 영감을 받을 수 있었습니다.

앞으로도 여자와 건강과 삶의 질이라는 주제로 글을 써나가고 싶습니다. 특히 이번 책에서는 여자의 몸이 일생 동안 겪을 수 있는 불편을 다루었지만 다음에는 여자가 받는 스트레스와 마음의 불편에 관해서도 이야기해보고 싶습니다. 환자들과 만나다 보면 생각보다 자신의 몸에 무관심하다는 데 놀라곤 합니다. 실체가 있는 몸에 대해서도 이렇게 무심한데 보이지 않는 마음의 피로와 불편은 얼마나 더 외면하고 있을까 생각하게 되었어요. 이 책을 통해 독자들이 자신의 몸과 조금 더 친해졌다면 다음 책은 자신의 마음과 친해지는 데 도움이 되면 좋겠습니다.

책이 나온다는 소식을 주위에 알리면 종종 사람들은 제게 '진료도 하고 아이도 낳아 키우면서 책까지 쓴 슈퍼우먼'이라고 말합니다. 하지만 오히려 저는 느리고 게으른 사람에 가깝습니다. 그렇기에 스스로도 어떻게 여기까지 왔을까 곰곰이 생각하게 됩니다.

무엇보다 하고 싶은 이야기가 있었고 그 이야기를 목소리 내어 할 수 있게 묵묵히 지지해준 이들이 있었습니다. 제 인생 최고의 인맥이자 '백'인 양가 부모님과 가족들, 믿음직하게 진료를 맡아준 동료 한의사들, 원장이 "책 낸다, 낸다" 말만 하고 안 내고 있는 책을 늘 기대하고 응원해준 직원들, 지쳐서 나가 떨어지고 싶을 때마다 정서적으로 지지해준 친구들, 부족한 글에 과분한 추천사를 써주신 존경하는 선배님과 선생님, 그리고 무엇보다 곁을 지켜주고 육아의 짐을 기꺼이 나누고 있는 사랑하는 남편과 제가 더 나은 세상을 꿈꾸게 만드는 저의 두 살 된 딸이 있었기 때문입니다. 그들이 부족한 저를 채워주었기에 여기까지 올 수 있었습니다.

무엇보다 이 일을 해내기 위해 가장 지켜야 하는 것은 저의 건강이었습니다. 새벽부터 시작되는 육아와 밤까지 이어지는 진료를 이어가야 했기에 '내 몸부터 챙기자'는 이 책의 제목은 곧 저를 위한 슬로건입니다. 이 세상에 슈퍼우먼은 없고 그렇게 될 필요도 없지만 적어도 내 삶을 내가 원하는 대로 이끌고자 한다면 바로 지금, 내 몸부터 챙깁시다!

후기

참고문헌

"1인가구 절반 종일 혼밥…비만 유병률도 35%", 〈한국일보〉, 2017.05.16.

"[권석천의 시시각각] 이젠 헌법재판관 전원을 여성으로!", 〈중앙일보〉, 2019.03.12.

"남성 난임 환자 5년 새 55% 늘었다…여성 증가율 압도", 〈연합뉴스〉, 2017.09.05.

"[맘고리즘을 넘어서] ①엄마에게 육아 전담시키는 한국 사회…전업맘도 워킹맘도 '배터리 방전' 직전", 〈경향신문〉, 2017.01.02.

"몸이 붓는 여섯 가지 이유", 〈헬스조선〉, 2005.10.27.

"인구절벽 성큼…지난해 출생아 수 역대 최저치", 〈조선비즈〉, 2017.08.30.

"자궁적출술 OECD 1위…의사들이 말하는 '비밀'", 〈SBS 뉴스〉, 2015.05.11.

"출산 강조에 젊은 층 거부감…'가족행복 지원'에 방점", 〈동아일보〉, 2017.09.07.

강선희 · 전형진. 〈35세 이하 젊은 연령 유방암 환자의 예후: 36세 이상군과의 비교〉, 《대한외과학회지》, 72.2(2007).

권대휘·신정호. 〈폐경 후 여성의 호르몬 요법에 대한 최신 치료 가이드라인〉, 《대한의사협회지》, 62.3(2019): 145-149.

김규남. 〈생리전증후군, 생리통, 유방통의 근거 중심 영양 치료〉, 《가정의학회지》, 26.1(2005): 1-8.

김용만. 〈자궁 근종의 치료: 어떤 방법을 선택할 것인가?〉 《대한의사협회지》, 58.12(2015): 1147-1153.

배경미·조혜숙·김규곤·이인선. 〈부인과 환자의 냉증과의 관계에 대한 조사 연구〉, 《대한한방부인과학회지》, 15.2(2002):101-113.

이소영. 〈임산부의 고령이 출산 결과에 미치는 영향〉, 《보건복지 Issue&Focus》, 한국보건사회연구원 발행, ISSN 2092-7117 제 256호(2014-35)

이은주. 〈중년여성의 완경기 적응에 영향을 미치는 요인〉, 《여성건강간호학회지》, 24.4(2018): 336-345.

최석영 외. 〈젊은 여성의 냉증과 건강지표들의 상관성에 관한 연구〉, 《대한한방부인과학회지》, 24.4(2011): 62-70

하주영·윤지향·이영숙·이현정. 〈고연령 미혼여성의 건강검진에 영향을 미치는 요인〉, 《여성건강간호학회지》, 20.1(2014): 92-104.

한미정·이지현. 〈중년 여성의 자아정체감, 갱년기 증상이 우울에 미치는 영향〉, 《여성건강간호학회지》, 19.4(2013).

허지수 외. 〈조기난소부전의 임상 양상에 관한 연구〉, 《대한폐경학회지》, 17.3(2011).

참고문헌

MBC 스페셜 지방의 누명 제작진 저.《지방의 누명》, 디케이제이에스, 2017.

김기욱·문재곤·장재석 옮김.《황제내경: 소문》, 법인문화사, 2014.

네고로 히데유키, 이연희 옮김.《호르몬 밸런스: 하버드 의대가 밝혀낸 젊고 건강한
사람의 비밀》, 스토리3.0, 2016.

니나 타이숄츠, 양준상·주원진 옮김.《지방의 역설: 비만과 콜레스테롤의 주범
포화지방, 억울한 누명을 벗다》, 시대의창, 2016.

대한한방부인과학회.《한방여성의학》, 의성당, 2012.

로버트 새폴스키, 이재담 옮김.《스트레스: 당신을 병들게 하는 스트레스의
모든 것》, 사이언스북스, 2008.

미즈노 슈이치, 조기호 옮김.《최신임상 한방의학》, 신흥메드싸이언스, 2009.

배원식 외 3인 옮김.《국역증보 동의보감》, 남산당, 2000.

여성건강연구회, 김수정 옮김.《여성 건강 실천법: 1일1실천의 기적, 28일 후
생리통이 잠힌다!》, 진서원, 2017.

에릭 토폴, 김성훈 옮김.《청진기가 사라진 이후: 환자 중심의 미래 의료 보고서》,
청년의사, 2015.

우르스 빌만, 장혜경 옮김.《스트레스는 어떻게 삶을 이롭게 하는가: 질병, 고통,
우울의 원인으로 지목받는 스트레스에 대한 새로운 탐구》, 심심, 2017.

이토 히로시, 윤혜원 옮김.《뭐든지, 호르몬!》, 계단, 2016.

정비환,《영양제 119: 전문 약사가 권하는 나이별 증상별 영양제 맞춤처방》, 부키, 2011.

콜드웰 에센스틴. 강신원 옮김,《당신이 몰랐던 지방의 진실: 어느 심장병 의사의 12년의 실험과 기록》, 사이몬북스, 2015.

假野隆司. "2. 不妊症と不育症を対象とした随証療法と病名療法の適応に関する西洋医学的論考 (病名治療でできる漢方, 随証治療だからできる漢方, 学会シンポジウム, 第57回日本東洋医 学会学術総会)",《日本東洋醫學雜誌》, 58.1 (2007): 24-29.

假野隆司. "心身症としての女性不妊診療のありかた (〈特集〉女性をめぐる心身医学)",《心身医学》, 49.11 (2009): 1171-1176.

中山毅. "クロミフェン無効な多嚢胞性卵巣症候群に対し, 柴苓湯の併用療法が奏効した6症例の検討",《日本東洋医学雑誌》, 66.2 (2015): 83-88.

岡野友美, et al. "漢方薬由来成分 (グリチルレチン酸) の胎児移行を認めた1症例",《産婦人科の進歩》, 69.2 (2017): 119-125.

Angelina Jolie, "My medical choice," 〈The New York Times〉, May 14, 2013.

Gina Kolata, "Researchers Track an Unlikely Culprit in Weight Gain", 〈The New York Times〉, Aug. 7, 2017.

Bantov Y, Casper RF, "The Aging OOcyte-Can Mitochondrial function be Improved?" Fertility and Sterility, 99.1 (2013):1 8-22

Kang, Sang Min, et al. "Clinical Outcome of Elective Single Embryo Transfer Compared to Elective Double Embryo Transfer Performed at the Cleavage Stage",

참고문헌

Clinical and Experimental Reproductive Medicine, 37.4(2010): 349-359.

Laughlin, Gail A.,et al. "Hysterectomy, oophorectomy, and endogenous sex hormone levels in older women: the Rancho Bernardo Study", *The Journal of Clinical Endocrinology* & *Metabolism*, 85.2(2000): 645-651.

Lee HE, Lee SY, Kim JS, Park SJ, Kim JM, YW. L, et al. "Ethanolic Extract of the Seed of Zizyphus jujuba var. spinosa Ameliorates Cognitive Impairment Induced by Cholinergic Blockade in Mice." *Biomolecules&Therapeutics*, 21.4(2013): 299-306.

Lee, Jin-A., Hye-Ran Ban, and Seong-Hee Cho. "A Clinical Study on the Postpartum Depression Treated by Gami-Boheo-tang", *Herbal Formula Science*, 13.1(2005): 223-233.

Louis, Germaine M. Buck, et al. "Lifestyle and Pregnancy Loss in a Contemporary Cohort of Women Recruited before Conception: The LIFE Study." *Fertility and Sterility*, 106.1(2016): 180-188.

Luo, Ganfeng, et al. "Risk of colorectal cancer with hysterectomy and oophorectomy: A systematic review and meta-analysis", *International Journal of Surgery*, 34(2016):88-95.

Mínguez-Alarcón, Lidia, Jorge E. Chavarro, and Audrey J. Gaskins. "Caffeine, alcohol, smoking, and reproductive outcomes among couples undergoing assisted reproductive technology treatments", *Fertility and Sterility*, 110.4(2018): 587

Moschik EC et al. "Usage and attitudes of physicians in Japan concerning traditional Japanese medicine(kampo medicine): a descriptive evaluation of a representative questionnaire-based survey", *Evid Based Complement Alternat Med*, 2012;2012:139818.

Epub 2012 Jan 26.

Oh, Han Jin. "Perspectives for managing menopause: general introduction", *Journal of the Korean Medical Association*, 49.1(2006): 4-10.

Potthoff P, Heinemann LAJ, Schneider HPG, Rosemeier HP, Hauser GA. Menopause-Rating Skala (MRS): Methodische Standardisierung in der deutschen Bevölkerung. *Zentralbl Gynakol* (2000): 122:280-286.

Salzano, A., et al. "Effect of Resveratrol Supplementation During Culture on the Quality and Cryotolerance of Bovine in Vitro Produced Embryos", *Animal Reproduction Science*, 151.3(2014): 91-96.

Sartorius, Norman, and Aleksandar Janca. "Psychiatric Assessment Instruments Developed by the World Health Organization." *Social Psychiatry and Psychiatric Epidemiology*, 31.2(1996): 55-69.

Stanley West, M.D. with Paula Dranow. *The Hysterectomy HOAX: The truth about Why many Hysterectomies are unnecessary and How to avoid them*, Next Decade, Inc.; 3rd edition, 2002.

참고문헌

서른다섯,
내 몸부터 챙깁시다

첫판 1쇄 펴낸날 2019년 10월 30일
4쇄 펴낸날 2022년 4월 15일

지은이 최혜미
발행인 김혜경
편집인 김수진
책임편집 조한나
편집기획 김교석 이지은 김단희 유승연 임지원 곽세라 전하연
디자인 한승연 성윤정
경영지원국 안정숙
마케팅 문창운 백윤진 박희원
회계 임옥희 양여진 김주연

펴낸곳 (주)도서출판 푸른숲
출판등록 2003년 12월 17일 제2003-000032호
주소 경기도 파주시 심학산로 10(서패동), 3층 우편번호 10881
전화 031)955-9005(마케팅부), 031)955-9010(편집부)
팩스 031)955-9015(마케팅부), 031)955-9017(편집부)
홈페이지 www.prunsoop.co.kr
페이스북 www.facebook.com/prunsoop   **인스타그램** @prunsoop

ⓒ 최혜미, 2019
ISBN 979-11-5675-799-3 (03510)